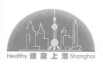

上海市健康科普专项计划（项目编号JKKPZX-2024-B03）

"主动健康 肺同寻常"

胸部重大慢病的全流程心肺护航科普系列工程

胸部重大慢病科普丛书

慢性阻塞性肺疾病科普问答

刘士远 ● 主审　　范 丽 ● 主编

U0257773

复旦大学出版社

感谢海军军医大学第二附属医院（上海长征医院）科普人才扶持计划领征人才项目、中华医学会放射学分会青年学组对本系列丛书出版的大力支持

编　委　会

唐春香　东部战区总医院

王文文　海军军医大学第二附属医院

王湘芸　海军军医大学第二附属医院

吴燕燕　海军军医大学第二附属医院

夏　艺　海军军医大学第二附属医院

徐丽莹　武汉大学中南医院

叶晓丹　复旦大学附属中山医院

尹　喜　石河子大学第一附属医院

张立娜　中国医科大学附属第四医院

张　璋　天津医科大学总医院

赵　磊　内蒙古医科大学附属医院

周　俊　上海交通大学医学院附属瑞金医院

周舒畅　华中科技大学同济医学院附属同济医院

周秀秀　海军军医大学第二附属医院

邹　勤　四川省医学科学院·四川省人民医院

绘　图

戈凯汝　西门子医疗系统有限公司

序

　　慢性阻塞性肺疾病是一种可防可控的重大慢性病，目前我国患病人数已接近1亿，40岁及以上人群患病率为13.7％，成为仅次于高血压、糖尿病的第三大常见慢性病。它是全球第三大慢性病致死原因，引起较大的社会和家庭经济负担，但其知晓率长期低位徘徊。在国务院印发的《健康中国行动（2019－2030）》中明确指出："党和国家要大幅提高居民的慢性阻塞性肺疾病知晓率，加强慢性阻塞性肺疾病的早期筛查，注意预防急性加重，提高基层慢性阻塞性肺疾病防控能力。"

　　"主动健康，肺同寻常"是海军军医大学第二附属医院范丽教授团队依托国家重点研发项目，开展的胸部重大慢性病全流程心肺护航科普系列工程，是聚焦慢性阻塞性肺疾病、肺癌和心血管疾病的系列、系统的多种新媒体形式科普项目。科普问答丛书聚焦公众关心的胸部重大慢性病的问题，通过一问一答的形式进行科学知识的普及。

　　范丽教授带领团队在积极进行各种科普宣传、社区筛查和主动送健康给居民活动中，不仅让上海乃至全国公众从中了解慢性阻塞性肺疾病的危害和预防管理策略；而且在此基础上，组织多学科专家编写了慢性阻塞性肺疾病知识问答，本书内容涵盖了慢性阻塞性肺疾病上下游各方面的医学知识和保健知识，通俗易懂，深入浅出；采用一问一答的形式，还配了生动的漫画插图，便于读者轻松阅读、理解和掌握。 相信本书对于加强慢性阻塞性肺疾病的科学知识普及，让公众进一步了解慢性阻塞性肺疾病的"防筛诊治管"全流程，降低发病率、病死率，提升生活质量都具有重要意义。 希望广大慢性阻塞性肺疾病患者、高危人群以及医、患朋友能从本书中获益。

刘士远

2024 年 7 月

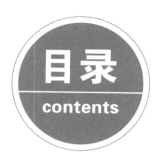

目录
contents

一

定义与概述

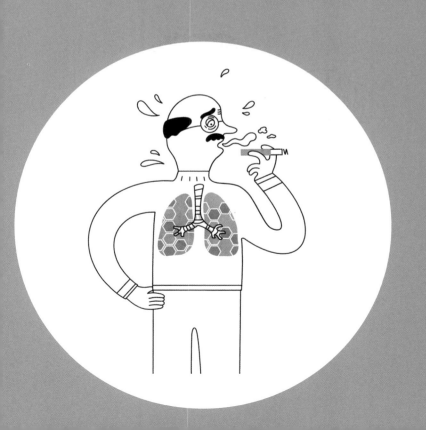

1. 什么是慢性阻塞性肺疾病？

答:慢性阻塞性肺疾病的英文简称是 COPD,就是我们耳熟能详的
"慢阻肺"。这是一种以持续性的气流受限为特征的阻塞性肺疾病。
简而言之,就是气道变窄啦,因此难以快速呼气,空气被困在了肺部。
慢性支气管炎(简称慢支)和阻塞性肺气肿(简称肺气肿)是慢性阻塞
性肺疾病的最常见表现。我们的肺脏内部结构像一棵大树,其中的
树枝、树权就是支气管及细支气管构成的四通八达的通气管道,每
次呼吸都通过这些管道把氧气输送至肺泡进行血氧交换,将二氧
化碳及时排出。但如果发生了慢支和肺气肿会阻塞传送通道而造

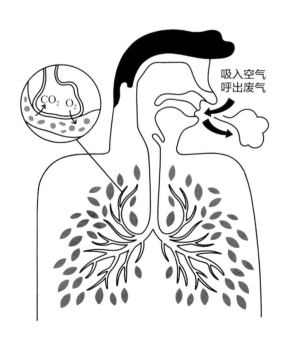

成气流梗阻,使空气不容易从肺部排出去。患者会出现呼吸短促、咳嗽和咳痰等症状,大多数人发生症状时常常认为是感冒或气喘,但慢性阻塞性肺疾病是一种进行性疾病,病情会随时间逐渐恶化,最后患者可能连走路、着衣等日常活动都难以进行。

2. 慢性阻塞性肺疾病是怎么引起的?

答:吸烟! 吸烟! 吸烟! 重要的事情说 3 遍。吸烟是导致慢性阻塞性肺疾病的最主要病因。吸烟开始的年龄越早,吸烟时间越长,每天

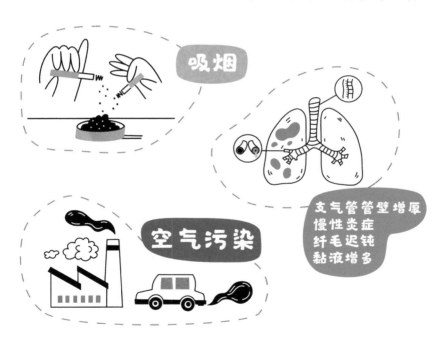

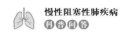
吸烟量越多,患病率就越高。长期吸烟者的支气管纤毛会变迟钝,支气管腺体分泌物增多,支气管黏膜水肿、充血。而这些因素不但使管道的自我净化能力减弱,还会增加管道的阻力,最终会让支气管发炎,甚至感染细菌等微生物。还有像北方长期在室内点炉子、生柴火,职业病吸入粉尘或化学物质、空气污染、呼吸道感染及遗传等也是慢性阻塞性肺疾病的重要危险因素。

3. 我国患有慢性阻塞性肺疾病的人多吗?

答:多!不但多而且还越来越多!2020年,全球慢性阻塞性肺疾病的患者约有5.5亿人(约占全球总人口的7.4%)。2018年发表的中国健康肺研究发现,40岁以上人群的慢性阻塞性肺疾病患病率13.7%,其患病率之高是十分惊人的。慢性阻塞性肺疾病患者因肺功能进行性减退,严重影响其劳动力和生活质量。慢性阻塞性肺疾病的死亡率也比较高,世界卫生组织资料显示,慢性阻塞性肺疾病的死亡率居人群所有死因的第四位,还有逐年增加的趋势。以美国为例,1965—1998年30多年间,冠心病和高血压性脑卒中的死亡率分别下降了59%和64%,而慢性阻塞性肺疾病的死亡率却增加了163%。慢性阻塞性肺疾病造成巨大的社会和经济负担。根据世界银行和世界卫生组织发表的研究,至2020年慢性阻塞性肺疾病占世界疾病经济负担的第五位。在我国,慢性阻塞性肺疾病是导致慢性呼吸衰竭和慢性肺源性心脏病最常见的病因,约占全部病例的80%。

4. 什么是早期慢性阻塞性肺疾病？

答：慢性阻塞性肺疾病是一个从无到有、从轻到重的发展过程。早期慢性阻塞性肺疾病就是肺组织已经出现了显微镜能发现的病理学改变，但患者的症状并不明显，也不典型。早期慢性阻塞性肺疾病发生时几乎没有症状，或者就是普通的咳嗽、黏液分泌增加，常常会被误认为是感冒或气喘，也没觉得有多么严重，所以患者常常会不在意，甚至长时间没有及时干预。如果这个阶段去医院做那个"吹吹吹吹吹，不要停"的检查，可能会提示 1 秒钟用力呼气容积占预计值百分比（$FEV_1\%$）在 80%～100%。

5. 什么是轻度慢性阻塞性肺疾病？

答：轻度慢性阻塞性肺疾病阶段的症状是咳嗽、黏液分泌多、痰多更加明显了。以前买菜、去公园走得挺溜的，怎么现在有点费劲儿了？特别是锻炼的时候，可能会感到上气不接下气的呼吸急促。通常也正是在这个阶段，慢性阻塞性肺疾病患者开始意识到了问题并寻求医生的帮助。这个时候再去做那个"吹吹吹吹吹，不要停"的检查会发现 1 秒用力呼气量（FEV_1）/用力肺活量（FVC）<0.7，$FEV_1\%$>80%。大家注意，现在这个阶段是治疗慢性阻塞性肺疾病的黄金时机，所以患者不需要过分担心，只要在这个阶段积极就医、配合治疗是完全可以过正常生活的。

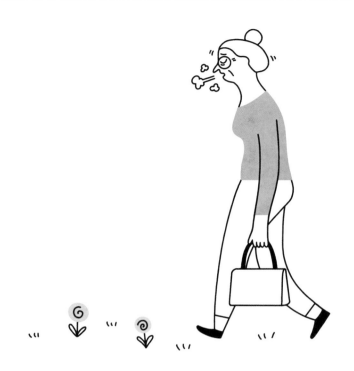

6. 什么是青年慢性阻塞性肺疾病(早发慢性阻塞性肺疾病)?

答:青年慢性阻塞性肺疾病(早发慢性阻塞性肺疾病)定义为年龄20～50岁、吸烟≥10包/年、有以下一项或多项的人:

①FEV_1/FVC＜LLN(正常下限,一般为70%)。②合并计算机断层扫描(CT)异常:即视觉肺气肿、空气滞留或轻度以上支气管增厚和/或③FEV_1加速下降,下降≥60毫升/年。

7. 慢性阻塞性肺疾病的死亡率高吗?

答:慢性阻塞性肺疾病的死亡率较高,死亡率约占全球总死亡率的5%,高居世界第三位;在中国也是第四大死因。2017年的研究数据表明,我国慢性阻塞性肺疾病的死亡率为68/10万。另有研究表明,慢性阻塞性肺疾病急性加重期住院治疗的远期预后较差,5年死亡率约为50%。慢性阻塞性肺疾病与多种慢性疾病的发生有关,这些并发症增加了患者的死亡率。虽然大多数患者的死亡与慢性阻塞性肺疾病有关,但并不是直接死于慢性阻塞性肺疾病。

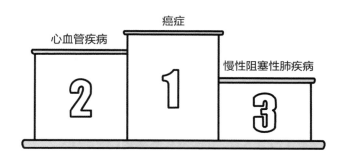

8. 慢性阻塞性肺疾病会遗传吗?

答:慢性阻塞性肺疾病是受遗传因素和环境因素影响的复杂疾病,能够影响慢性阻塞性肺疾病发生的基因有很多,并且它们之间会相互作用。

其实大家也不用过于担心,不是有慢性阻塞性肺疾病的易感基

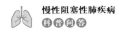
因就一定会发病,这只能说明具有易感基因的人较没有易感基因的人更容易发病。因为还有一部分我们能够控制的环境因素。

首先,烟草所产生的烟雾是慢性阻塞性肺疾病的首要和最重要的风险因素。所以,大家最好不要吸烟,也尽量少接触二手烟;另外,接触生物燃料烟雾与慢性阻塞性肺疾病的发生息息相关,比如稻草秸秆的燃烧。

其次,吸入职业粉尘和化学物质也是慢性阻塞性肺疾病的风险因素,粉尘包括煤尘、石墨尘、石棉、滑石、水泥尘和陶瓷尘等;化学物质包括氯气、二氧化硫、氮氧化合物、氨气、甲醛、光气和五氧化二磷等。

第三,空气污染也是慢性阻塞性肺疾病的风险因素,包括大气污染和家庭厨房所产生的油烟。

最后,呼吸道感染,尤其是一些长期慢性的呼吸道感染也是慢性阻塞性肺疾病的风险因素。

因此,我们要尽量做到不吸烟,如果工作中会接触到粉尘或化学试剂要做好职业防护,雾霾比较严重的时候尽量少出门,厨房的抽油烟系统装配合理,若有慢性肺部感染应及早根治。如果能做到上述,就能最大限度地降低患慢性阻塞性肺疾病的可能性。

二

临床表现

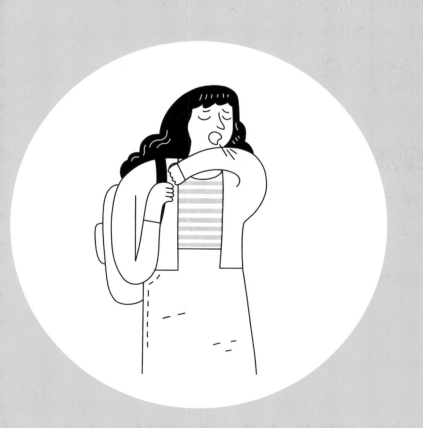

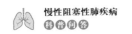
9. 慢性阻塞性肺疾病的主要临床表型有哪些?

答:一般将慢性阻塞性肺疾病分为以下4种表型。

❶ 非急性加重型:近1年发生中度急性加重次数≤1次,未住院治疗。

❷ 急性加重肺气肿型:近1年发生中度急性加重次数≥2次或因急性加重住院次数≥1次,同时根据残气量/肺总量和一氧化碳弥散量或胸部CT诊断为肺气肿。

❸ 急性加重慢性支气管炎型:慢性支气管炎表现为咳嗽、咳痰,症状持续2年以上,每年持续3个月以上,高分辨率CT判断患者有支气管扩张,稳定期反复出现痰培养阳性结果提示患者有慢性支气管炎。

❹ 哮喘-慢性阻塞性肺疾病重叠:慢性阻塞性肺疾病患者同时满足支气管哮喘的诊断标准。

10. 慢性阻塞性肺疾病最常见的呼吸道症状是什么?

答:就像一则耳熟能详的广告:咳,痰,喘。

咳:咳嗽。

痰:有痰,可以是白色的痰,也可以是黄色的痰。

喘:喘不上气,或者说呼吸困难。

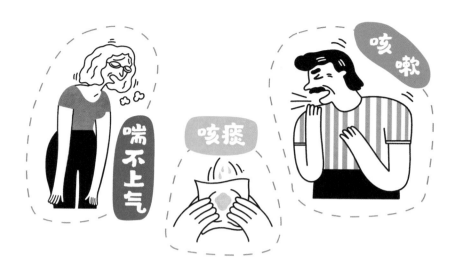

11. 什么是呼吸困难?

答: 呼吸困难就是呼吸费力、感觉气不够用,简单点说就是"上不来气",这种感觉很难受,就像胸口压着一块大石头。

12. 慢性阻塞性肺疾病患者为什么会呼吸困难?

答: 人如其名,病亦如此。慢性阻塞性肺疾病患者之所以会呼吸困难,正是因为阻塞。那好好的送气管道(气管)为什么会阻塞?

要讲清楚这个问题,先得讲清楚气管的结构。想象一下,负责呼吸的系统,像一棵倒立的大树,这棵大树的树根就是鼻子和嘴,吸入空气就像大树喝水一般,通过各级管道输送到每一片树叶之中。但是这个管道的构造却与大树不同,各级气管有弹性,会自发地收缩。举个例子,这棵大树的每一片叶子就像一个个小气球(肺泡)。在大管道中有支撑结构,可以支撑管道不垮塌,而小的管道却是通过各种各样的拉索,挂在我们的胸腔内壁上。来,我们感受一下,深呼吸;吸气……深吸气时,胸腔扩大,牵扯着各级小管道扩张;呼气……当我们用力呼气时,胸腔缩小,各小管道也会因为自己的弹性而缩小。肺毛细血管是每一片叶子(肺泡)的好邻居,之间有一层重要的通道叫"呼吸膜",在这个膜上进行一项交易,叶子把氧气输送给血液,它把血液里的二氧化碳交换给叶子,这项交易称为气体交换,全年24小时无休。

好了,回归主题,为什么会发生阻塞呢?

第一种:当管道被各种各样的物质堵塞时,有可能是管道为了保护自己分泌的液体;也有可能是管道为了自我保护而增生,导致管壁变厚。这些管道为了自保,最终都会导致管腔变得狭窄,氧气想进入或二氧化碳想出去都变得越来越难,呼吸再也回不到往日的轻松,气喘也成为日常。

第二种:叶子(肺泡)弹力不足缩不动了,用尽全身力气也不能把二氧化碳排干净,滞留在身体里的气体越来越多,"小气球"变得越来越大,"嘭"的一声,破裂了,和隔壁的肺泡抱团变成一个肺大疱。气体交换工作越来越难,无法顺利交换给血液足够的氧气,胸闷、气促接踵而来。人感到气紧,就忍不住加快呼吸,想要吸入更多氧气,于是呼吸变成一种浅而快的状态,这就是喘。

正是因为这些阻塞的原因,导致我们产生了呼吸困难,进而导致我们缺少氧气引起一系列的继发改变。

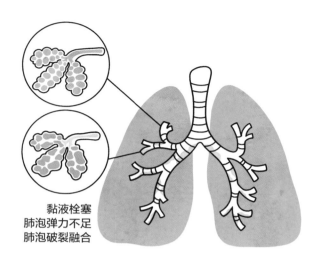

黏液栓塞
肺泡弹力不足
肺泡破裂融合

13. 慢性阻塞性肺疾病的呼吸困难有什么特点？

答:慢性阻塞性肺疾病的呼吸困难是一个逐渐加重的过程,在早期,呼吸困难可能仅在劳累时出现,而后逐渐加重,再发展下去就有可能在日常生活甚至休息时也感到气促。如果是重度或者急性加重患者,还可能伴随有咳嗽、咳痰、喘息加重,痰增多,脓性或黏痰等症状。

14. 怎么评估慢性阻塞性肺疾病呼吸困难的严重度？

答:我们可以通过生活过程中的运动强度做一些检查量表,简单评估呼吸困难的严重度。目前,临床上常用的量表有 mMRC 量表、Borg

量表、视觉类比呼吸困难评分法（VAS）、基线呼吸困难指数（BDI）、变化期呼吸困难指数（TDI）、圣乔治呼吸问卷（SGRQ）和慢性呼吸系统疾病的呼吸困难分级（Hugh-Jones 分级）。在这么多评价量表中，医生最常用的是 mMRC 量表，根据患者出现气短时的活动程度分为 0～4 个等级。

0 级：只有在剧烈运动时才会出现呼吸困难；

1 级：平地快步行走或斜坡上坡时会出现呼吸困难；

2 级：平地行走时比同龄人慢或必须停下来休息；

3 级：平地步行 100 米左右或数分钟就要停下来休息；

4 级：严重影响生活，穿衣、吃饭时也会出现呼吸困难。

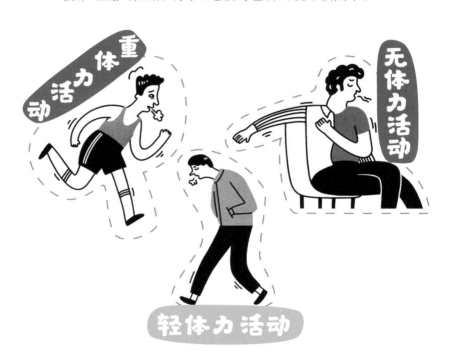

15. 慢性阻塞性肺疾病咳嗽和/或咳痰有什么特点?

答:初期是晨起咳嗽,进而越来越重……

大家回忆一下,我们什么时候会咳嗽?吃东西时不小心呛进气管?感觉喉咙痒?感觉气管有东西?

是的,慢性阻塞性肺疾病早期就是各种各样的原因刺激到气管壁引起的咳嗽,受到刺激的气管壁也会分泌出黏液,黏液也会刺激咳嗽。早期,黏液在睡觉时缓慢沉在气道内,所以晨起需要咳嗽排出;而随着病情的逐渐加重,黏液分泌得越来越多,咳嗽逐渐变得持久。

慢性阻塞性肺疾病的患者也可以回忆一下:在早期,是不是一到冬天咳嗽得厉害些,而夏天稍微好些;这是因为冷空气本身也是一种刺激因素。

至于咳痰,一般情况下没有痰,或者是白色的黏痰。早期,分泌的黏液少,咳出来的痰随着飞沫喷了出去,或者量太少留在了嘴里;随着疾病的发展,咳出来的痰逐渐变多,但因为是气道分泌的黏液,所以是白色的。但是,凡事都有意外,当慢性阻塞性肺疾病的患者感染了一些呼吸道的细菌,痰液会出现相应的改变,如黄色、铁锈色等。

16. 慢性阻塞性肺疾病患者的黏液和痰是怎么产生的?

答:黏液和痰液起初是为了保护我们而分泌的,气道壁受到刺激,就有相应的"护卫队"去分泌黏液保护我们,随着刺激的反复,这些"护卫队"就会增多,分泌的黏液就会增多,我们就咳出痰。

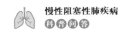

而当慢性阻塞性肺疾病的患者不幸感染了,就会出现相应的痰,也许是黄色的痰,也许是铁锈的痰。这些痰与感染的微生物有关。是我们体内的"护卫队"与细菌作战后的产物。

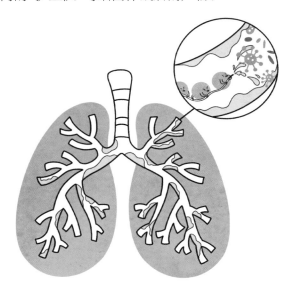

17. 慢性阻塞性肺疾病的临床分期包括哪些?

答:根据症状的表现,慢性阻塞性肺疾病可以粗略的分为两期。

稳定期:患者咳嗽、咳痰、呼吸困难等症状比较稳定。

急性加重期:在短时间内,咳嗽、咳痰、呼吸困难的症状明显加重,咳痰量明显增多,痰液从白色转变为黄脓色,有些患者还可以出现发热等症状。

18. 哪些症状和体征提示为重度慢性阻塞性肺疾病?

答:随着病情的发展,在原有咳嗽、咳痰等症状的基础上,出现活动后甚至休息时呼吸困难,如胸闷、乏力,或出现桶状胸、下肢水肿时,提示可能为重度慢性阻塞性肺疾病。

19. 慢性阻塞性肺疾病有哪些并发症?

答:慢性阻塞性肺疾病患者常合并其他系统慢性病,包括心血管疾

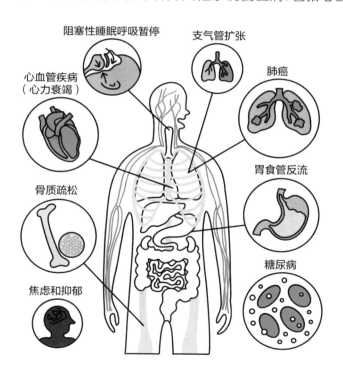

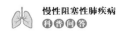
病(如心力衰竭、心律失常、高血压)、肺癌、骨质疏松、焦虑和抑郁、代谢综合征、糖尿病、胃-食管反流、支气管扩张、阻塞性睡眠呼吸暂停、认知损害等。其中肺癌是慢性阻塞性肺疾病常见的合并症,也是主要的致死原因。当这些合并症出现时,应积极面对并恰当治疗。

三

早期筛查

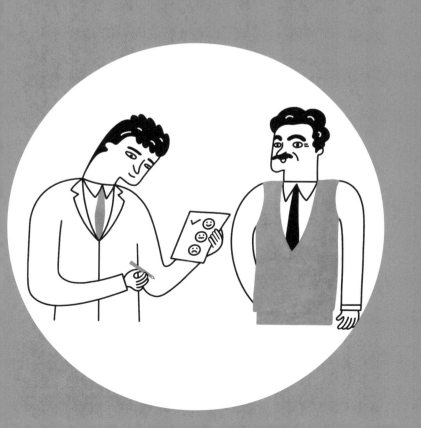

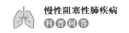
20. 什么是慢性阻塞性肺疾病前期？

答：这个概念近期被国际指南《2023 版慢性阻塞性肺疾病诊断、治疗和预防全球策略报告》(GOLD 2023)重新规范,用于描述任何年龄段的人群目前无气流受限(即吸气、呼气没有异常),但出现了呼吸系统症状(如咳嗽、咳痰、气短等),伴或不伴肺结构和/或功能异常;该人群将来可能出现持续性气流受限。

21. 慢性阻塞性肺疾病起病隐匿,你知道吗？

答：慢性阻塞性肺疾病通常起病较隐匿,识别非常困难,因此,要注意一些没有特征性的临床表现。其早期症状多为间断性咳嗽、咳少量白色泡沫痰,伴或不伴轻微的体力下降,尤其在吸烟者人群中这些症状比较明显。但很多吸烟者并未在意,通常认为自己只是吸烟导致的咳嗽、咳痰,或者因年龄增长所致的气短,但这可能就已经是慢性阻塞性肺疾病的早期症状。

22. 什么情况下要怀疑得了慢性阻塞性肺疾病？

答：如果存在既往暴露于疾病的风险因素(如吸烟、工作环境中存在加热燃料产生的烟雾、粉尘和其他化学制剂)并出现慢性咳嗽、咳痰、喘息、呼吸困难或反复发作下呼吸道感染时,都应该考虑慢性阻塞性肺疾病的可能。

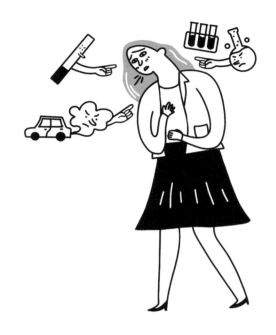

23. 什么方法可以早期筛查慢性阻塞性肺疾病？

早期筛查慢性阻塞性肺疾病的方法有很多种，但是有些方法存在"水土不服"、操作困难或代价高昂的缺点，不能完全用在患者身上。通常，我们对于疾病早期筛查的要求都是"又快又准"，这样无论在社区基层医院还是三甲医院，都更容易开展。

早期筛查慢性阻塞性肺疾病常用的方法包括以下 3 种。

❶ 肺功能检查：肺功能检查是诊断慢性阻塞性肺疾病的"金标准"，但是因为费用较贵和操作技术要求较高，在我国大部分基层地区普及程度低，导致慢性阻塞性肺疾病漏诊率高，许多患者一旦出现

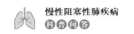
症状往往已进展到疾病中晚期。

❷ 筛查问卷：筛查问卷最大的特点就是操作简便、用时短、便宜实惠。目前，在基层医院应用较多。包括：①基于症状的慢性阻塞性肺疾病筛查问卷（COQ）；②慢性阻塞性肺疾病自我筛查问卷（COPD-SQ）；③慢性阻塞性肺疾病筛查问卷（COPD-PS）；④慢性阻塞性肺疾病风险7项评分量表。

肯定有患者会问哪一种是咱们国内最常用的，答案是第二种慢性阻塞性肺疾病自我筛查问卷。

❸ CT 检查：CT 检查是评估肺气肿和气道阻塞性疾病，诊断慢性阻塞性肺疾病的有效方法，可发现肺气肿、气道壁增厚及管腔狭窄等改变。

24. 哪些人需要进行慢性阻塞性肺疾病筛查?

答: 如果出现呼吸困难、慢性咳嗽和/或咳痰或者有慢性阻塞性肺疾病相关风险因素暴露的人员，需要进一步进行慢性阻塞性肺疾病筛查。

慢性阻塞性肺疾病全球倡议组织（GOLD）发布的《2023 版慢性阻塞性肺疾病诊断、治疗和预防全球策略报告》推荐，年龄≥40 岁，且具有以下 6 个风险因素中任何一种风险情况的人，均为慢性阻塞性肺疾病的高危人群，应接受进一步的肺功能检查。危险情况包括以下 6 种。①呼吸困难：进行性加重，通常在活动时加重，持续存在；

②慢性咳嗽：间歇性或无咳嗽，反复喘息；③慢性咳痰：任何类型的慢性咳痰；④反复下呼吸道感染：例如，支气管炎、肺炎等；⑤暴露危险因素：患者自身的原因（如遗传、先天或发育异常等），吸烟、职业粉尘和化学物质，家中烹调时产生的油烟或燃料产生的烟尘；⑥有慢性阻塞性肺疾病家族史和/或儿童时期因素。

25. 我国使用的慢性阻塞性肺疾病问卷是什么？

答：慢性阻塞性肺疾病的筛查问卷有好几种。在我国慢性阻塞性肺疾病最常用的筛查问卷是慢性阻塞性肺疾病自我筛查问卷（表1）。该问卷是2013年我国科学家在综合考虑我国国情及文化差异的基础上，结合中国人口流行病学研究数据所发布的，可用于慢性阻塞性肺疾病无症状者的早期诊断，具有方便、成本低、适合社区基层使用等优点。

该问卷包括7个方面的问题（年龄、吸烟、体质指数、咳嗽、呼吸困难、家族史和烹饪烟雾暴露等）。

当然了，业界专家们也将该问卷在我国进行了测试，有可靠结果显示，其敏感度与特异度较高（60.6%与85.2%）更适用于中国人群。

所以说，大家见到的慢性阻塞性肺疾病筛查问卷基本上都是这种。

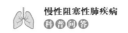
测一测

表1 慢性阻塞性肺疾病自我筛查问卷

问题	选项	评分标准	得分
1. 您的年龄	40～49 岁	0	
	50～59 岁	4	
	60～69 岁	8	
	≥70 岁	11	
2. 您吸烟总量(包/年) ＝每天吸烟_____(包)×吸烟(年)	从不吸烟	0	
	1～14.9 包/年	2	
	15～29.9 包/年	4	
	≥30 包/年	5	
3. 您的体质指数(千克/米^2) ＝体重_____(千克)/身高(米^2)	<18.5	7	
	18.5～23.9	4	
	24～27.9	1	
	≥28	0	
4. 没感冒时您是否常有咳嗽?	是	5	
	否	0	
5. 您平时是否有气促?	没有气促	0	
	在平地急行或爬小坡时感觉气促	3	
	平地正常行走时感觉气促	6	
6. 您目前使用煤炉或柴草烹饪或取暖吗?	是	1	
	否	0	
7. 您父母、兄弟姐妹及子女中,是否有人患支气管哮喘、慢性支气管炎、肺气肿或慢性阻塞性肺疾病?	是	3	
	否	0	
如果您的总分≥16,您需要找医师进一步检查,明确是否患慢性阻塞性肺疾病。		总分	

四

诊断与鉴别诊断

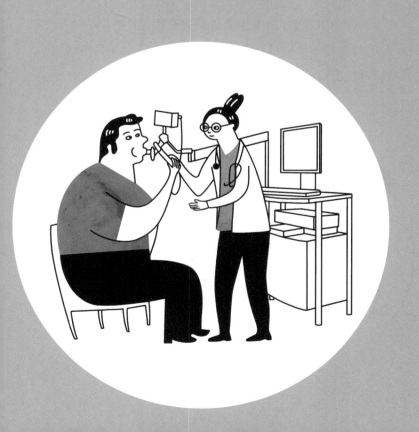

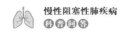

26. 怎么确诊慢性阻塞性肺疾病?

答:慢性阻塞性肺疾病的诊断方法较多,有已经广泛使用的,也有在科研阶段有应用前景的。但是慢性阻塞性肺疾病确诊的主要方法就是肺功能检查。肺功能检查是诊断慢性阻塞性肺疾病的"金标准",吸入支气管舒张剂后,肺功能指标用力肺活量/第1秒用力呼气量(FEV_1/FVC)<70%有诊断意义。

通过下面的肺功能测定来诊断慢性阻塞性肺疾病。

❶ 用力肺活量:用最大力量吸气后,尽力尽快呼气所能呼出的最大气量。

❷ 第1秒用力呼气量:最大深吸气后,屏住气不要放松,再用最大力量呼气,最大呼气第1秒呼出的气量。第1秒用力呼气量可以用来反映肺呼气的速度。

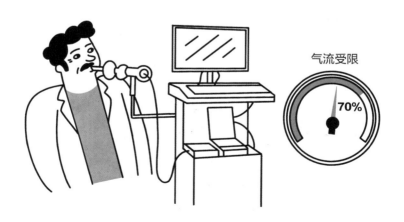

❸ FEV_1/FVC:是指第 1 秒用力呼气量占用力肺活量的比例,这个指标是一项有效临床指标。

对于正常成年人,FEV_1/FVC 的值一般为 0.70～0.80;当 $FEV_1/FVC < 0.70$ 提示存在气流受限。

27. 慢性阻塞性肺疾病需要和哪些疾病进行鉴别?

答:慢性阻塞性肺疾病发病人群多为中老年人,表现为咳嗽、咳痰、呼吸困难,同时有肺气肿体征,肺功能提示有持续性气流受限。该病的鉴别诊断,临床上主要包括支气管哮喘、支气管扩张、肺结核和支气管肺癌等。

❶ 慢性阻塞性肺疾病和支气管哮喘的鉴别:

相似点:两者都出现气流受限和呼吸困难症状。

不同点:①病因病史。支气管哮喘患者年龄小,常有家庭或个人过敏史。②临床表现。以发作性喘息为特征,发作时听诊检查可出现两肺布满哮鸣音。③辅助检查。哮喘的支气管舒张试验阳性。

❷ 慢性阻塞性肺疾病和支气管扩张的鉴别:

相似点:两者都有慢性咳嗽、咳痰的表现。

不同点:①症状。支气管扩张常伴有反复咯血,合并感染时咯大量脓性痰。②体征。体格检查常有肺部固定性湿啰音。③辅助检查。胸部 X 线片、CT 可显示支气管扩张影。

❸ 慢性阻塞性肺疾病和肺结核的鉴别:

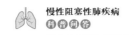
相似点：两者都有咳嗽、咳痰。

不同点：①症状。肺结核可有午后低热、乏力、盗汗等结核中毒症状。②辅助检查。痰液检查可发现抗酸杆菌，胸部 X 线片、CT 表现为典型结核征象。

❹ 慢性阻塞性肺疾病和支气管肺癌的鉴别：

相似点：两者都有咳嗽、咳痰。

不同点：①临床表现。肺癌患者可出现刺激性咳嗽，可有痰中带血。②辅助检查。胸部 X 线片及 CT 可发现肺部结节或肿块。

28. 慢性支气管炎、肺气肿是慢性阻塞性肺疾病吗？

答：不是。慢性支气管炎、肺气肿及慢性阻塞性肺疾病都是常见的肺部疾病，三者之间关系密切，且有相似的表现（如咳嗽、咳痰及喘不上气等）和风险因素（如吸烟、空气污染等）。

慢性阻塞性肺疾病可表现为慢性支气管炎、肺气肿，当肺功能检查出现不完全可逆的异常（气流阻塞）时，可诊断为慢性阻塞性肺疾病。如只有"慢性支气管炎"和/或"肺气肿"，而无肺功能检查异常则不能诊断为慢性阻塞性肺疾病。

29. 怎么区分慢性阻塞性肺疾病与哮喘？

答：慢性阻塞性肺疾病和哮喘一样，都是慢性气道炎症性疾病，临床不易区分。支气管哮喘常于儿童或青壮年时期发病，呈反复发作性喘息、气促,伴或不伴胸闷或咳嗽,每日症状变异大,夜间和清晨症状明显,常有过敏史、鼻炎和/或湿疹,家族遗传性较为明显。支气管哮喘多伴有气道高反应性和可逆的气流受限,支气管舒张实验可呈阳性。慢性阻塞性肺疾病多见于中老年人,有吸烟、结核、反复慢性气道感染等风险因素暴露,起病隐匿,慢性咳嗽、咳痰和呼吸困难逐渐进展。慢性阻塞性肺疾病伴有不完全可逆性气流受限,吸入支气管舒张剂后 $FEV_1/FVC < 0.7$ 是诊断慢性阻塞性肺疾病的肺功能标准。

应注意,当哮喘随着病程延长可导致气道结构改变(气道重塑)时,可导致气流受限的可逆性减少,支气管舒张实验可表现阴性,此种情况需全面分析患者的临床资料才能作出正确地判断。此外,还要明确,慢性阻塞性肺疾病和哮喘这两种疾病亦可同时存在于同一患者。

五

检查手段

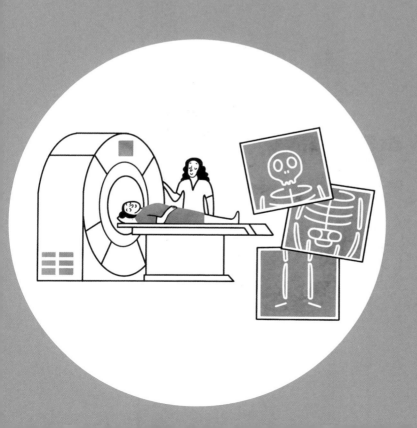

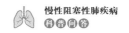
30. 得了慢性阻塞性肺疾病,需要做哪些检查?

答:需要做以下检查。

❶ 体格检查:由医生进行专业的体格检查,意义相对有限。

❷ 肺功能检查:是目前检测气流受限公认的客观指标。

❸ 胸部影像学检查:胸部 X 线或 CT 检查,对合并肺动脉高压和/或慢性肺源性心脏病患者可行心电图及心脏超声。

❹ 实验室检查:常见的检查项目包括脉搏氧饱和度、动脉血气分析、血尿常规、肝功能、肾功能、离子检查和病原学检查等。

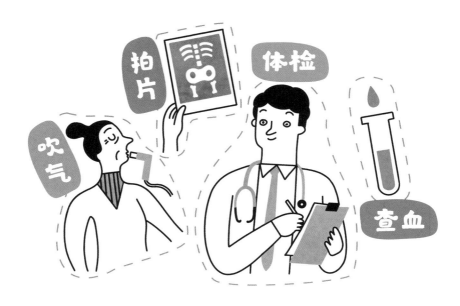

31. 首次确诊慢性阻塞性肺疾病,怎么评估病情?

答:首次确诊慢性阻塞性肺疾病后,应进行症状评估、肺功能评估、急性加重风险评估以及合并症/并发症的评估。

❶ 症状评估主要通过呼吸困难问卷(mMRC)或慢性阻塞性肺疾病患者自我评估测试(CAT)对临床综合症状(比如,呼吸困难、咳嗽、咳痰)的严重程度进行评估。慢性阻塞性肺疾病患者自我评估测试≥10 或呼吸困难问卷≥2 表示症状较多。

❷ 肺功能评估是通过肺功能检查得到的数值(占预计值%)进行气流受限严重程度分级,共 1～4 级。

❸ 急性加重风险评估,顾名思义是判断患者有无急性加重的风险。目前主要依据前一年的急性加重次数,若上一年发生 2 次及以上中/重度急性加重,或者 1 次及以上因急性加重住院,评估为急性加重的高风险人群。

❹ 合并症评估,即在确诊慢性阻塞性肺疾病的同时是否伴有全身合并症,如心血管疾病、骨质疏松症、恶性肿瘤、代谢综合征和糖尿病等。这些合并症可能会影响患者的治疗方案、加重病情等。

除此之外,影像学评估也是常用的评估方式,虽然对慢性阻塞性肺疾病的单次诊断和评估有一定困难,但是影像学对患者病情变化的监测简单且直观。

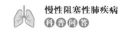

32. 如何判断慢性阻塞性肺疾病的严重程度？

1）可以自我评估——具体方法参见问题 14。

2）肺功能专业评估——GOLD 分级（使用条件为使用支气管舒张剂后用力肺活量/第 1 秒用力呼气量<0.7）见表 2。

表 2　慢性阻塞性肺疾病严重程度 GOLD 分级

分级	严重程度	使用支气管舒张剂后 FEV_1 值
GOLD 1 级	轻度	$FEV_1 \geqslant 80\%$
GOLD 2 级	中度	$50\% \leqslant FEV_1 < 80\%$
GOLD 3 级	重度	$30\% \leqslant FEV_1 < 50\%$
GOLD 4 级	极重度	$FEV_1 < 30\%$

33. 那个"吹吹吹吹吹，不要停"的检查在慢性阻塞性肺疾病患者诊断中的作用是什么？

答："吹吹吹吹吹，不要停"的检查全称是肺通气功能检测，是慢性阻塞性肺疾病诊断的必要手段。临床上，对于 40 岁以上、有长期大量吸烟史等慢性阻塞性肺疾病高危因素的人，需要常规进行"吹吹吹"检查，才能做到早期诊断慢性阻塞性肺疾病，从而治疗。

34. 肺功能检查,我吹不动怎么办?

答:出现这种情况有两个可能的原因,一个是"吹错了",检查时不能够很好地配合,这个需要仔细听医生的嘱咐进行练习才能有准确的结果;另一个是确实"吹不动",当肺功能出现问题,不能够吹出足够的气,建议在医生的指导下吸入足量的气以便配合检查,得到诊断结果。建议在检查前可以提前观看检查室播放的如何配合检查流程的视频教程,熟悉整个过程及操作配合注意事项。

35. 做肺功能检查前需要做什么准备?

答:检查前需告诉医生最近自己的用药情况,因为有些药会影响检查结果。需要说的包括使用的药物名称、服用剂量、最后一次吃药的时间等,由医生来判断是否会影响检查结果。此外,检查当天禁止饮用可乐、咖啡、浓茶等,检查前 2 小时禁止大量吃东西,检查前 1 小时禁止吸烟,检查前 30 分钟禁止剧烈运动。

36. 怎么配合医生进行肺功能检查?

答:坐着和站着都可以进行肺功能检查。一般是坐着,双脚脚踏实地,这样才能保证安全。另外,我们虽然选择有靠背的椅子,但测试时不能靠着靠背,这样呼吸更有力量。小朋友或者肥胖人群可以站立，然后按照医生指示做呼吸动作。站立的时候后面应该放一把椅子，一旦在测试过程中感到头晕等不适时，可随时坐下来休息。

最重要的是，尽可能配合医生的口令，注意医生指导时的口令，按要求做呼气和吸气动作。当医生发出"用力吸气"的口令，这时就需要尽最大可能、最快速度吸气。相反，当医生发出"用力吹气"的口令，就需要以最大力量、最快速度呼气。

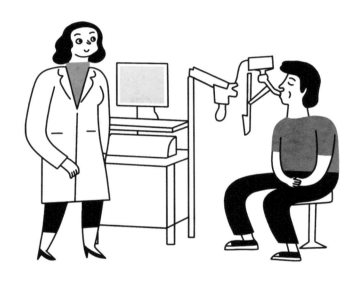

37. 哪些人不适合做肺功能检查?

答：如有以下情况需要主动告诉医生。①近3个月患心肌梗死、脑卒中、休克；②近4周出现严重心功能不全、严重心律失常、不稳定性心绞痛；③近4周出现大咯血；④癫痫发作需要药物治疗；⑤未控制的高血压;⑥患有主动脉瘤;⑦有严重甲状腺功能亢进;⑧近期行眼、耳、颅脑手术;⑨心率＞120 次/分;⑩气胸、巨大肺大疱且未手术治疗;⑪孕妇;⑫鼓膜穿孔;⑬压力性尿失禁;⑭痴呆/智障或意识障碍;⑮近 4 周有呼吸道感染;⑯免疫力低下易受感染;⑰其他,如呼吸道传染病(结核、流感等)。因为有些情况是不能做这项检查的。比如未控制的高血压等,吹着吹着血压升高晕倒了可是大问题! 有些情况需要做一些特殊处理才能做这项检查,比如,鼓膜穿孔的人需要堵塞患侧耳道才能检查。所以一定要记得告诉医生,由医生来判断是否能做该检查,避免出现风险。

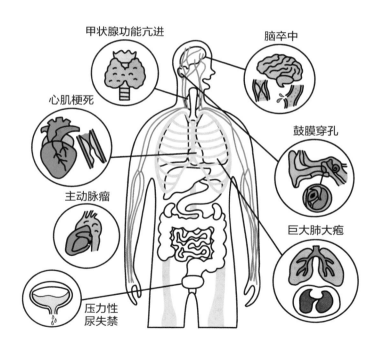

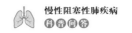
38. 做了肺功能检查,就一定能够诊断是否有慢性阻塞性肺疾病吗?

答:不一定。慢性阻塞性肺疾病起病非常隐匿,在患者能够配合的情况下,只有当肺功能损失超过 30%,肺功能检查才能发现异常,因此会有部分人群漏诊。建议具有慢性呼吸道症状、慢性呼吸系统疾病史、风险因素暴露(如吸烟、职业有害因素、室内使用污染燃料等)、儿童期严重呼吸系统感染或慢性呼吸系统疾病家族史等因素中任一项的慢性阻塞性肺疾病高危人群,即使肺功能检查没有发现异常,也要进行影像学评估,早期发现肺部结构异常。

39. 诊断慢性阻塞性肺疾病有更好的检查吗?

答:肺功能检查是目前临床诊断慢性阻塞性肺疾病的"金标准",但肺功能检查是对肺整体功能的评估,无法发现哪部分肺组织出现损伤,因此没法进行精准治疗。可以通过胸部 CT 平扫检查、肺双气相扫描等影像学方法进一步评估肺结构及功能改变。

40. 做胸片或胸部 CT 前,应做哪些准备?

答:做胸片或胸部 CT 时,需要保持身体不动,且按照医务人员指令屏住呼吸几秒钟,对于不能够配合检查的患者,要在检查之前做相应的镇静处理。做胸部 CT 的患者要提前锻炼好呼吸的动作,以便于在检查的过程中配合医生进行呼吸。进入检查室前要把检查区域的金属物品去掉,比如各种金属的首饰、衣服上的金属饰品等。女性患者在做 CT 检查前要排除怀孕的可能,以免怀孕期间做胸片或胸部 CT 接受不必要的辐射。

41. 慢性阻塞性肺疾病患者,想运用影像学检查评估病情,做胸片还是胸部 CT?

答:胸片是将皮肤、肌肉、骨骼、心脏、肺、淋巴组织等多种组织、器官重叠在一起拍的一张片子,所以一些微小的病变(如小结节、早期肺癌、轻微的肺纤维化、支气管扩张、隐匿部位的肺炎、支气管狭窄等)在胸片上很难发现,容易造成漏诊、误诊。而胸部 CT 是横断面的扫描,相当于把一个西瓜切开来看,里里外外都能看到,信息量更大、更全面,容易发现微小病变。因此,用影像学评估慢性阻塞性肺疾病病情,首选 CT 检查。

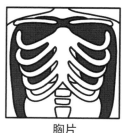

胸片

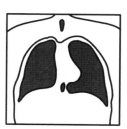

胸部CT

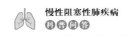

42. 做了胸片,还要做胸部 CT 吗?

答:胸片即胸部 X 线检查,慢性阻塞性肺疾病早期胸片可无变化,以后可出现肺纹理增粗、紊乱等非特异性改变,也可出现肺气肿改变。因此,X 线片对慢性阻塞性肺疾病早期诊断意义不大,主要作为确定肺部并发症及与其他肺疾病鉴别之用,也可帮助排除其他引起咳嗽、咳痰的肺部疾病(例如,肺结核、肺癌及间质性肺病等)。

胸部 CT 检查可以发现更加细微的病变以及在胸片上可能被肋骨遮挡的病变,另外还可以更加清晰地显示肺气肿的范围和分布。因此,如果需要更准确评估慢性阻塞性肺疾病,胸部 CT 比胸片更准确,虽辐射剂量稍大,但仍在可接受范围。

43. 什么是胸部 CT 定量? 慢性阻塞性肺疾病患者的胸部 CT 定量包括哪些,临床意义是什么?

答:胸部 CT 后处理如同带上 3D 眼镜观看 3D 电影,可以看到立体的高矮胖瘦、不同肤色的人物,定量是在此基础上,如同对不同人物进行身高、体重、肤色等特征的测量。慢性阻塞性肺疾病患者的胸部 CT 定量评价包括肺容积、肺气肿、气道和肺小血管的定量,可用于慢性阻塞性肺疾病的早期诊断、严重度评价、表型分析及肺减容手术等。

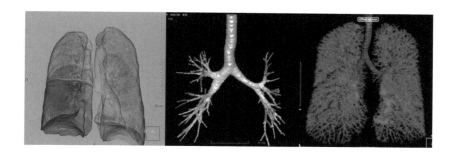

上图分别展示肺容积、肺气肿、气道和肺血管 3D 图像,在此基础上,软件分别测定正常肺、肺气肿区域的体积,气道壁厚度、管腔直径及面积,肺小血管的体积、面积及长度等。

44. 为什么推荐慢性阻塞性肺疾病患者进行双气相胸部 CT 扫描检查?

答:使用双气相 CT(吸气末和呼气末 CT)检测空气潴留,区分肺气肿与空气潴留,获得功能性小气道病变指标。功能小气道疾病是正常肺实质向肺气肿的过渡阶段,早期发现、早期干预可以逆转肺功能。

黑色区域是正常健康的肺组织;红色区域是肺气肿区域,目前没有好的治疗方法;黄色区域是小气道功能异常区域,早期治疗可以恢复为黑色健康区域,如果不进行治疗,有一部分可能进展为无法治疗的红色肺气肿区域。

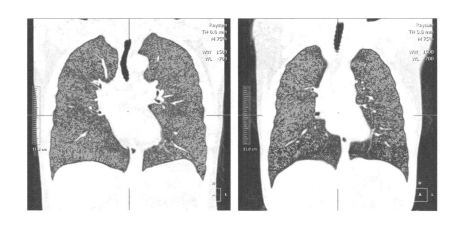

45. 胸片报告报了正常,但胸部 CT 报了肺气肿,我该相信哪个检查报告?

答:我们从不同角度进行比喻。

❶ 拍照:胸片相当于只拍了一张照片;胸部 CT 相当于对同一个物体拍了 100 多张照片,100 多张照片提供的信息肯定更多。

❷ 切黄瓜:胸片相当于用菜刀在黄瓜上用力地压一下,很多黄瓜瓤堆在了一起;胸部 CT 相当于用菜刀一片一片地切,这样可以看清黄瓜瓤的细节。

通过以上例子,我们可以得出结论:胸片看个大概,胸部 CT 看得更仔细,所以应该相信胸部 CT 报的肺气肿。

46. 胸部磁共振检查可以用于慢性阻塞性肺疾病吗？有哪些优势？

答：随着技术的进步，如同人工智能一次又一次地飞跃，磁共振（MR）对于胸部成像具有巨大的潜能。

常规胸部 MR 检查因有限的结构显像一般不用于慢性阻塞性肺疾病患者，MR 功能成像如灌注、血流动力学、通气和呼吸力学，可用于慢性阻塞性肺疾病患者早期诊断、严重度及预后评估等；目前MR 检查不能取代 CT 检查用于胸部病变的检出，但可以是 CT 的很好补充。

47. PET－CT 检查在什么情况下可以用于慢性阻塞性肺疾病患者？

答：可以，但没必要。

为什么可以？因为 PET－CT 就是 PET 加 CT 呀！PET 就像一个探照灯，哪里吃葡萄糖吃得多，哪里就会发光，比如肿瘤；可是慢性阻塞性肺疾病一般不吃糖呀。此外，PET 对吃糖的病变定位不太准确，需要 CT 扫描出一幅"人体地图"来帮忙寻找。

评估慢性阻塞性肺疾病，做胸部 CT 就好了，大可不必动用PET－CT；而且，纯粹的 CT 机当然比 PET－CT 中的 CT 更好，就像专门的烤箱当然比烤蒸微波一体机烤出来的东西好吃。再说了，PET会增加额外的辐射，虽然在安全范围内，但论性价比，还得是胸部 CT。

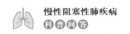

48. 医生最关注哪些血化验指标?

答:首先我们要知道血生化检查并非单纯的一项检查,而是多项检查的统称。它是借助生化检查设备,对血液中的各种物质(如酶、电解质、激素)进行定量、定性分析的一种检测方法。其中血常规是最基本的血液检验。其他血液检查主要包括血液炎症标志物检查,肝、肾功能检查,水、电解质检查,血糖检查,血脂检查,心肌酶检查和肿瘤标志物检查。

血生化检查指标能够帮助医生判断慢性阻塞性肺疾病患者气道及全身炎症的程度。就像平时有个感冒发热的,去医院不都要验血吗? 对于慢性阻塞性肺疾病患者,抽一点血就能化验好多看病需要参考的指标,如血常规里导致发炎的一些炎性细胞,包括中性粒细胞、C-反应蛋白、嗜酸性粒细胞、白细胞、淋巴细胞,以及免疫方面的指标,包括白蛋白、球蛋白、白细胞介素(IL)等。其中嗜酸性粒细胞就是一个比较重要的指标,它可以预测用了吸入糖皮质激素(ICS)这

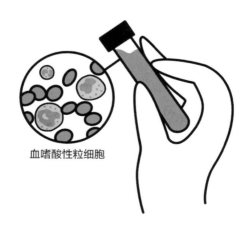

血嗜酸性粒细胞

个药之后,是不是能管用,预测患者再次急性加重的严重程度,能够帮助医生评估病情。

49. 慢性阻塞性肺疾病患者做血气分析的价值是什么?

答:慢性阻塞性肺疾病患者需要定期测血氧饱和度,不需要定期做血气分析,但有两种情况需要做血气分析:有二氧化碳潴留的表现或者是慢性阻塞性肺疾病急性加重的患者。

什么是二氧化碳潴留啊?回答这个问题之前,我们先要弄清楚什么是血气分析?它就是血液中的气体,主要包括氧气和二氧化碳。通过测定人体动脉血中的氧分压、二氧化碳分压、pH 值、电解质等,来了解人体呼吸功能与酸碱平衡状态,它能直接反映肺换气功能及其酸碱平衡状态,对指导心肺疾病和代谢疾病治疗有重要意义。二氧化碳潴留同缺氧一样,是病理学名词,即各种原因引起呼吸功能障碍导致的缺氧,会使二氧化碳增加、堆积、潴留,影响细胞正常代谢和气体交换,从而导致二氧化碳潴留,会有一系列的症状表现。早期可以出现头晕、头痛,精神状态比较差、精神注意力不集中、视力障碍、手脚不协调、精神错乱等症状。另外,患者会出现胸闷、憋气、气喘等症状,部分患者可表现为恶心、呕吐,再严重一点会出现昏睡伴昏迷或者昏迷的状态,有可能也会出现抽搐。如果症状进一步加重,还会出现颅内压升高的症状,如严重的昏迷、足底反射消失、瞳孔缩小,严重者会出现中枢性的呼吸、心跳抑制而死亡。由此可见,二氧化碳潴留的危害非常严重。因此,慢性阻塞性肺疾病患者一

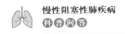
且出现了上述症状，一定要及早就医进行血气分析检查。另外，也不用害怕，动脉血气分析不需要空腹，抽一点点手腕处的桡动脉血就可以化验了。

50. 为什么有时候医生会建议慢性阻塞性肺疾病患者做痰培养？

答：医学上做痰培养的目的是了解患者肺部感染是哪一种致病因素导致。为了进一步了解患者肺部感染、支气管感染的致病菌，需要做痰培养。如果怀疑是真菌、结核分枝杆菌、革兰氏阳性球菌、革兰氏阴性杆菌等引起的感染，都可以通过痰培养进一步明确。明确导致感染的致病菌，医生才能选择有针对性的抗生素，让患者快点好起来。

就像土壤里的种子长得都很像，我们怀疑有可能是苹果或是梨的种子，需要让它生长、发芽、结果，等长出苹果或梨，就能明确种子

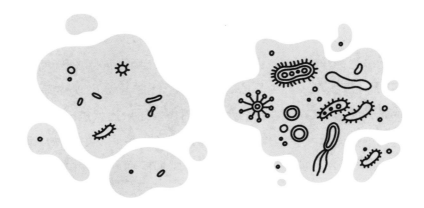

的品种。水果,我们是选择不同的肥料,让它们快快长大。至于致病菌,我们是选择不同的抗生素,快快杀死它们,让身体快点好起来。

51. 什么时候慢性阻塞性肺疾病患者需要做脉搏血氧饱和度测定?

答:脉搏血氧饱和度是无创的检查方法。我们人类是吸入氧气,呼出二氧化碳的,没有氧气细胞就无法生存。

对于没有二氧化碳潴留表现和慢性阻塞性肺疾病急性加重表现的慢性阻塞性肺疾病患者来说,医生建议定期做好血氧饱和度检测,使血氧饱和度达到92%左右,不要出现机体缺氧的情况即可。

52. PET-MR检查可以用于慢性阻塞性肺疾病吗?有哪些优势?

答:可以,但没必要。PET-MR就是PET加磁共振。

PET就像一个探照灯,哪里吃葡萄糖吃得多,哪里就会发光,比如肿瘤,可以在细微分子水平上进行人体功能代谢显像,为诊断和指导治疗各种恶性肿瘤、冠心病和脑部疾病的最佳方法。目前主要应用于恶性肿瘤、神经系统、心血管系统这三大领域。PET-CT中CT利用X线成像,而PET-MR中的MR主要是基于体内水的含量,几乎能对所有的体内结构产生更详细的图像,且图像更为清晰。与PET-CT相比,PET-MR能使医生用显著更低的放射剂量获取影

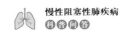
像,尽管 PET 检查的放射剂量维持不变,但由于 MR 没有电离辐射,所以来自 CT 的全部电离辐射剂量被消除。

可是慢性阻塞性肺疾病一般不吃糖呀。评估慢性阻塞性肺疾病,做胸部 CT 就好了,大可不必动用 PET‐MR;而且,置入了心脏起搏器、人工心脏瓣膜、人工耳蜗、药物剂量控制装置、除颤仪、胰岛素剂量泵或其他电子设备的患者不能进行 PET‐MR,除非这些设备的使用指征中明确指出可在 MR 环境中使用,这是因为 MR 系统强大的磁场可能对这些电子设备造成干扰。PET‐MR 与 CT 相比,检查时间长,而且价格昂贵。

53. 什么是心肺运动试验,慢性阻塞性肺疾病患者多久进行一次心肺运动试验的检查?

答:心肺运动试验,顾名思义,它跟运动的关系密不可分,能够有效地了解心脏和肺脏之间的相互作用。很多慢性阻塞性肺疾病患者会表达难处:"我不是不想锻炼,可我一锻炼,就喘不过气来啊。"那该怎样解决关于呼吸和运动进退两难的问题呢? 首先得从活动能力评估开始——心肺运动试验,可以科学运动不伤"心",此试验是评价慢性阻塞性肺疾病患者运动能力最敏感的方法之一。

这个测试会在功率自行车或跑步机上完成,是用运动呼吸代谢的方法确定受试者运动能力的测试,结合患者运动时出现的症状,全面客观地把握患者的运动反应、心肺功能储备和功能受损程度的检测方法,从而评估患者运动能力并能制订合适的运动强度。

建议慢性阻塞性肺疾病患者一年至少进行一次心肺运动试验的检查。

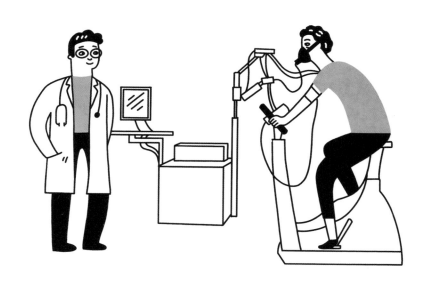

54. 治疗慢性阻塞性肺疾病花费高吗?

答: 慢性阻塞性肺疾病的治疗,如果像慢性病管理,长期进行一些基础治疗,往往费用不高,每天也就是几元到 10 元钱左右。但如果住院,甚至有些患者出现呼吸功能不全,还要用机械通气,那费用就非常高。所以最主要的还是预防,预防就是戒烟,预防出现感染,比如冬天不要出现感冒、流感或肺炎。我国慢性阻塞性肺疾病急性加重的一次住院费用平均达 1 万元以上。

慢性阻塞性肺疾病的治疗费用主要与以下因素有关：①与就诊医院有关。任何一种疾病在早期治疗效果好，初期的治疗容易康复，这就要求患者在疾病早期前往正规医院进行系统治疗。②与病情轻重有关。病情越重，患者治疗时间越长，治疗费用相对就会多一些。慢性阻塞性肺疾病急性加重的治疗在整个治疗的花费中占比为70％～80％。③与治疗方法有关。根据患者病情不同，不同医生会建议采取不同的治疗方案。中医、西医不同治疗方法对应不同的治疗费用。④间接费用。包括误工费、营养费、交通运输费、终末期护理费用等。

所以说，加强对慢性阻塞性肺疾病患者的管理，减少急性加重和降低住院次数是减少医疗花费的关键。

六

治疗方法

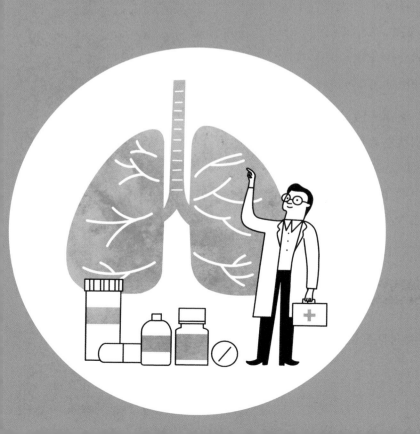

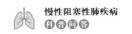

55. 慢性阻塞性肺疾病要住院吗?

答:不一定都需要住院。慢性阻塞性肺疾病病程可分为稳定期和急性加重期,不同时期的治疗目标不同,具体用药方案也不太相同。稳定期的治疗重在家庭护理,包括戒烟、深呼吸练习、家庭氧疗、药物治疗、预防感冒、加强营养及自我学习等。

最近,国际指南(GOLD2023)推荐了慢性阻塞性肺疾病患者入院适应证,医生和患者对此都要有一定的了解。

❶ 普通病房的入院指征:症状显著加剧,如突然出现的静息状况下呼吸困难;重度慢性阻塞性肺疾病;出现新的体征或原有体征加重(如发绀、神志改变、外周水肿);有严重的合并症如心力衰竭或新出现的心律失常;初始药物治疗急性加重失败;高龄患者;诊断不明确;院外治疗无效或医疗条件差。

❷ 重症监护病房入院指征:严重呼吸困难且对初始治疗反应差;意识状态改变,如意识模糊、昏睡、昏迷等;经氧疗和无创机械通气后,低氧血症仍持续或呈进行性恶化和/或严重进行性加重的呼吸性酸中毒(pH<7.25);需要有创机械通气;血流动力学不稳定,需要使用血管活性药物。

56. 慢性阻塞性肺疾病一定需要吃药吗?

答:慢性阻塞性肺疾病是慢疾病,一般来说是不会完全治愈的,类似高血压、糖尿病，所以按疗程服用药物对病情的改善是非常有帮助的。规律这二字更重要，可以减少病情反反复复的加重，这样可能很多年都不用冬天去急诊、住院了。"有症状了就用药，好了就把药停了，这样做的后果极其严重。"也就是说，用完药以后，患者的咳嗽、咳痰、喘会好转，呼吸通畅以后，运动能力也能改善，以前1层楼爬不上去，用完药以后，有些患者一口气爬3层楼不在话下，这些都要规律、坚持用药才能实现。

慢性阻塞性肺疾病常用药物有支气管扩张剂、糖皮质激素/支气管扩张剂复合制剂、支气管扩张剂复合制剂、磷酸二酯酶- 4抑制剂、止咳祛痰药等。物理康复治疗（如腹式呼吸法、吹气球、有效咳嗽训练、登梯锻炼、全身呼吸体操等）配合药物治疗对于慢性阻塞性肺疾病的治疗和管理更为有效。

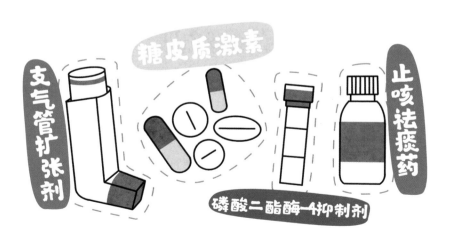

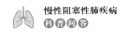
57. 慢性阻塞性肺疾病急性加重需要住院吗？

答：根据慢性阻塞性肺疾病急性加重的严重程度和基础疾病的严重程度，可分为门诊治疗或住院治疗。

慢性阻塞性肺疾病急性加重指的是患者出现下列 3 个症状之一：咳嗽及痰量增加，脓性痰增加，呼吸困难加重。换句话说，慢性阻塞性肺疾病常见症状的"咳、痰、喘"中任何一种症状加重都可以认为是急性加重。

慢性阻塞性肺疾病急性加重严重程度分为轻、中和重度。轻度仅使用短效支气管扩张剂治疗；中度需要短效支气管扩张剂联合抗生素和/或口服糖皮质激素治疗；重度合并急性呼吸衰竭需要住院或急诊就诊。

58. 慢性阻塞性肺疾病稳定期如何治疗？

答：慢性阻塞性肺疾病稳定期的治疗主要有药物治疗和非药物治疗两个方面。

药物治疗包括初始诊断后初始用药与随访调整用药两部分。诊断慢性阻塞性肺疾病之后，医生会将慢性阻塞性肺疾病患者根据症状、急性加重风险等指标进行分组，根据不同组给予初始用药，一般都是吸入药物为主。吸入性支气管扩张剂是慢性阻塞性肺疾病稳定期药物治疗的核心，可以改善肺功能、呼吸困难与健康状况，并降低急性加重率。所以患者一定要长期、规律用药，千万不要感觉症状明显改善了,自认为已经治好了,就擅自停药或者减药。如果治疗一段时间,效果不满意,千万要记得及时去医院找医生调整用药方案,而不是自己从网上买点"偏方"吃!

非药物治疗也有很多种手段。首先要戒烟,同时避免接触二手烟,电子烟的成分也很复杂,不推荐作为戒烟替代。避免接触污染的空气,每天看看天气预报,如果存在户外空气污染,不建议户外活动。如果有过敏情况,建议行过敏原检查,避免过敏原接触。对于 65 岁以上的慢性阻塞性肺疾病患者,建议定期接种疫苗,如肺炎疫苗、流感疫苗、带状疱疹疫苗、新冠疫苗等,避免呼吸道感染。饮食方面,加强营养摄入,每天补充优质蛋白质,如鸡、鸭、鱼、肉、蛋等,还要摄入足够的膳食纤维。

慢性阻塞性肺疾病患者不能老是待在家里不动弹,建议进行适量劳动、体育锻炼及肺康复治疗。推荐有氧和无氧运动相结合的运动方式来提高患者全身耐力,改善心肺功能。

还建议患者长期家庭氧疗,改善患者的大脑功能,防止病情恶化。

59. 慢性阻塞性肺疾病急性加重期如何治疗?

答:慢性阻塞性肺疾病急性加重期,患者呼吸道症状加重,如咳、痰、喘次数增多且剧烈,需要改变目前的治疗方案,如增加药物剂量治疗,甚至需要住院治疗。

慢性阻塞性肺疾病急性加重期最常用的就是支气管扩张剂、糖

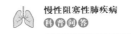

皮质激素、抗菌药物及祛痰药物4类药物。

支气管舒张剂是慢性阻塞性肺疾病急性加重期的一线基础治疗，用于改善临床症状和肺功能，首选药物为短效 β_2 受体激动剂，若效果不显著，可加用短效抗胆碱能药物。

全身应用糖皮质激素可缩短康复时间，改善肺功能和氧合，降低早期反复发病和治疗失败的风险，缩短住院时间，可以口服泼尼松龙片或者雾化治疗。有的患者担心糖皮质激素的不良反应，比如肥胖、升高血糖、骨质疏松等。慢性阻塞性肺疾病急性加重期糖皮质激素治疗时间相对比较短，不会对全身影响很大。

抗菌药物起到了抗感染的关键作用，当患者有呼吸困难加重、痰量增加和脓性痰，或者需要有创或无创机械通气治疗时都需要及时给予抗菌药物的干预。

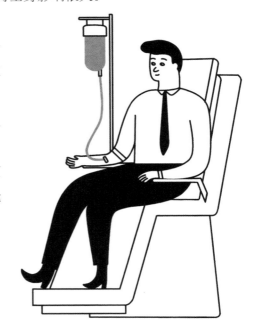

还推荐长期口服祛痰药物、吸氧，必要时给予无创呼吸机使用等治疗方式。

60. 轻度慢性阻塞性肺疾病需要药物治疗吗？

答:轻度慢性阻塞性肺疾病患者在病症急性加重时,肺功能的下降速度比中、重度要更快。尽管一部分患者没有明显咳、痰、喘等症状,但是患者肺功能已经受到损伤。

多数患者是在出现明显的不适症状后才去医院就诊,随着时间的推移病情会逐渐加重,从而延误病情,还会进一步发展成中到重度。

因此对于这部分人群,需要重视预防和治疗相结合。建议一定要戒烟,避免接触污染的空气,预防反复呼吸道感染,还可以采取营养支持、功能锻炼、肺康复治疗方法。同时一定需要给予规范的药物治疗,通常轻度慢性阻塞性肺疾病需要长期吸入一些长效的支气管扩张剂进行治疗,比如噻托溴铵等药物,还可以口服祛痰药物等。

一旦出现急性加重,要及时控制感染、缺氧,避免慢性阻塞性肺疾病进一步加重。

61. 重度慢性阻塞性肺疾病需要药物治疗吗？

答:重度慢性阻塞性肺疾病肯定是需要进行长期、规律的药物治疗。比如,长期吸入支气管扩张剂,或者吸入性糖皮质激素联合长效支气管扩张剂。重度的慢性阻塞性肺疾病通常还会合并有呼吸衰竭的情况,需要长期家庭氧疗,还有患者需要长期使用无创呼吸机治疗。

还建议患者规律接种各类疫苗,如注射流感疫苗、肺炎疫苗、新冠疫苗等来预防呼吸道感染。

正如国际慢性阻塞性肺疾病权威指南强调:慢性阻塞性肺疾病就像高血压和糖尿病一样为慢性病,需要长期坚持规范治疗和定期随访。

62. 什么药物可以缓解呼吸困难?

答:缓解慢性阻塞性肺疾病患者呼吸困难症状的药物主要有抗炎平喘药和支气管扩张剂两类。抗炎平喘药主要是糖皮质激素,是治疗慢性阻塞性肺疾病最有效的抗炎药物,可以抑制气道炎症反应,间

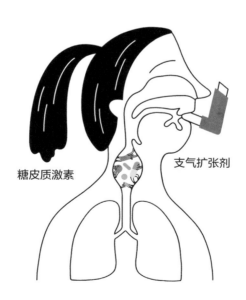

糖皮质激素　　　　支气扩张剂

接对抗支气管平滑肌收缩。有口服糖皮质激素和吸入糖皮质激素。

支气管扩张剂,包含 β_2 肾上腺受体激动剂,短效药物包括沙丁胺醇气雾剂、特布他林气雾剂,长效药物包括沙美特罗、福莫特罗等,长效药物每天仅需吸入 2 次。还有一种是抗胆碱能药,主要有异丙托溴铵气雾剂、噻托溴铵吸入剂等。支气管扩张剂可快速缓解支气管平滑肌痉挛及气喘症状。

63. 什么药物治疗可以增加运动耐量?

答:慢性阻塞性肺疾病患者的气道就像是高峰时期的高架路,原本行驶通畅的 4 车道,因为各种原因导致车道减少至 2 车道,车辆行驶速度会明显减慢(气流受限)。因此,慢性阻塞性肺疾病患者会出现活动耐量的下降。因此想要增加患者的运动耐量,就需要恢复车道(扩张支气管),因此目前常规治疗慢性阻塞性肺疾病的各种吸入的支气管扩张剂都可以增加车道,从而达到增加运动耐量的效果。

64. 慢性阻塞性肺疾病患者是否需要吸入糖皮质激素,需要服用多久?服用太多,有什么不良反应?

答:不是所有的慢性阻塞性肺疾病患者都需要吸入糖皮质激素,如前一年中发生 1 次急性加重需要住院,或者至少 2 次需要使用抗生素或口服糖皮质激素治疗的急性加重,这种情况下需要使用糖皮质激素。当患者开始使用糖皮质激素后,我们可以继续观察患者急性加重的情况,当一整年都没有发生过急性加重事件后,可以考虑停用糖皮质激素。吸入药物的最大好处就是直接作用于肺部,只有非常少量的药物会通过血液循环进入全身,因此短期使用糖皮质激素基本没有很明显的全身不良反应,但考虑到药物毕竟是从口腔吸入的,因此用完药后的漱口就相当重要,不然口腔就会生病。目前认为长期应用糖皮质激素可能会引起血糖升高,发生肺炎风险升高,还有骨质疏松、肥胖的不良反应,但相对于口服或者静脉滴注糖皮质激素,吸入糖皮质激素的相关不良反应发生率很低,大家可以放心使用。

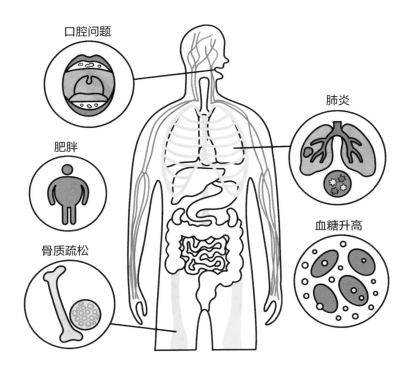

口腔问题

肥胖

骨质疏松

肺炎

血糖升高

65. 支气管扩张药物如何使用?

答:支气管扩张药物主要分为短效和长效两种。顾名思义,短效就是作用维持时间短,但起效快的药物,一般用于急救药物,比如沙丁胺醇气雾剂、异丙托溴铵就属于这种药物,也就是大家常在电视里看到的哮喘患者一下子透不过气,从口袋里拿出来塞进嘴巴里狂喷的东西。长效就是作用维持时间长,但起效没有那么快的药物,一般用于慢性阻塞性肺疾病稳定期患者的常规治疗。每天只需要吸入 1~2 次,非常方便。

66. 糖皮质激素如何使用?

答:如果慢性阻塞性肺疾病患者所使用的吸入药物中含有糖皮质激素,除了遵医嘱规范、规律使用外,一定要记得每次吸入药物后要充分漱口。

67. 慢性阻塞性肺疾病患者什么时候需要吸氧?

答:慢性阻塞性肺疾病患者的家庭氧疗,一般会建议患者购买一个血氧饱和度仪,平时可以监测血氧饱和度(也就是缺不缺氧),当血氧饱和度<88%时,可以考虑开始家庭氧疗。另外,对于慢性阻塞性肺疾病患者来说,参加一些需要额外耗氧的活动时(如吃饭、上厕所、洗澡、外出游玩等),可以考虑低流量吸氧。

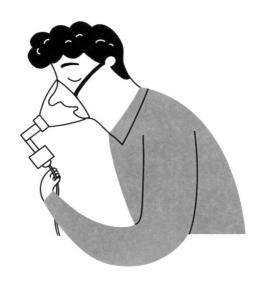

68. 慢性阻塞性肺疾病患者什么时候需要长期无创通气?

答:慢性阻塞性肺疾病患者如果存在慢性呼吸衰竭,或者合并肺动脉高压、肺源性心脏病、神经肌肉疾病时,可以考虑夜间长期无创通气。随着生活条件的优越,现在肥胖、夜间打鼾的患者越来越多,夜间打鼾呼吸暂停缺氧的患者也是夜间长期使用无创通气的适应人群。

69. 慢性阻塞性肺疾病患者怎么进行呼吸康复治疗?

答:就像健身一样,我们也可以进行呼吸康复锻炼,从强度较弱的运动量开始,循序渐进,依据肺功能评估结果及机体所能承受的最大能力逐渐加大运动强度,训练过程中以可耐受为度,常用的一些基础动作有缩唇呼吸(经鼻吸气后缩唇、像吹口哨样缓慢将气呼出,吸气时间:呼气时间为1:2)、腹式呼吸(卧位或立位均可,胸部尽量保持不动,做腹式呼吸,先慢慢吸气使肚子鼓起来,再经口慢慢呼出)。坚持训练1~2周后,若患者能坚持且肺功能改善,可增加步行、快走、慢跑、全身运动训练(如开合跳、靠墙半蹲、深蹲、仰卧起坐、原地提膝踏步、箭步蹲及空中踩自行车等)。一定要根据自己的情况从几次到十几次、几分钟到十几分钟慢慢增加运动量。如果可以的话,建议在康复科医生指导下训练,坚持下去可以增加肺功能、提高生活质量。

70. 慢性阻塞性肺疾病可否中药调理?

答:根据辨证施治的中医学治疗原则,患者可以在中医学指导下服用中药,某些中药有祛痰、支气管舒张和免疫调节作用,可以缓解临床

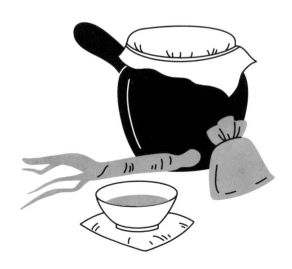

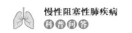
症状、改善肺功能和免疫功能,提高生活质量,但是需到正规医疗机构咨询开方并遵医嘱复查相关实验室指标。

71. 吃什么中药可以补"肺"?

答:在中医学理论的指导下,中药应用于慢性阻塞性肺疾病的治疗在改善患者肺功能,降低急性加重次数,提高生活质量等方面均获得显著的疗效。黄酮类、萜类、酚类和皂苷类等成分均对慢性阻塞性肺疾病有较好的疗效。根据患者个体情况进行药物的配伍,可达到平喘止咳、化痰清肺、纳气补肾的功效,并可有效地解除患者机体炎症反应状态,缓解支气管哮喘症状,抑制支气管哮喘的反复发作,增强机体免疫力。

72. "冬虫夏草"润肺吗?

答:冬虫夏草虽不能阻止慢性阻塞性肺疾病的形成,但在一定程度上能有效地抑制肺泡的破坏。研究表明,其可达到与 N-乙酰半胱氨酸相当的效果,因此可以认为冬虫夏草对防治慢性阻塞性肺疾病有一定的积极作用。虽然作用的分子机制尚不明确,但因其潜在的抗氧化能力有望成为慢性阻塞性肺疾病的有效治疗措施之一。

73. 慢性阻塞性肺疾病还要做手术吗?

答:手术治疗方式包括肺移植、外科肺减容术,但是每一种手术都有严格的适应证和禁忌证。目前,手术不作为主要治疗方式。

对于慢性阻塞性肺疾病合并其他需要外科治疗的疾病,尤其是肺部手术,术前需详细评估肺功能,谨慎选择治疗方案,并充分利用药物和物理干预等措施有效减少术中和术后并发症。

74. 慢性阻塞性肺疾病可以完全治愈吗?

答:慢性阻塞性肺疾病不能完全治愈。有人说,人就好比机器,年纪大了许多零件都老化了,生锈了转不动了。而肺部就是其中重要的零件之一,吸烟等因素使得肺部这个"零件"慢慢地老化、生锈,即肺

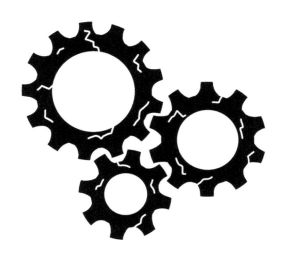

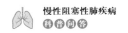
的功能和结构逐渐受损,发展成为慢性阻塞性肺疾病。对于肺部这个"零件",我们只能通过各种干预措施去保养它(延缓疾病进展),而无法让它恢复到崭新的出厂状态(完全治愈)。

75. 得了慢性阻塞性肺疾病,还能活多久?

答:慢性阻塞性肺疾病的预期寿命是因人而异的,它与每个人的疾病严重程度和疾病进展情况相关。如果能够在早期发现慢性阻塞性肺疾病,并且积极地进行干预治疗,有效地延缓慢性阻塞性肺疾病的进展,那么对预期寿命是没有太大影响的。但是如果发现慢性阻塞性肺疾病时已值"晚期",或对于疾病控制不佳、病情持续进展,或合并一些严重的并发症,使得肺功能持续地恶化,则会不同程度地缩短患者的生存期。

七

预防、管理与健康教育

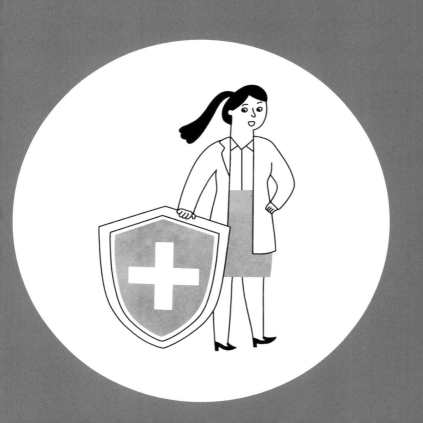

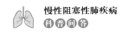
76. 慢性阻塞性肺疾病患者健康教育的主要内容包括哪些?

答:① 慢性阻塞性肺疾病是什么? 它是一种以持续性的气流受限为特征的阻塞性肺疾病,简而言之就是气道变窄,因此难以快速呼气,空气被困在了肺部。患者会出现呼吸短促、咳嗽和咳痰等症状。

② 慢性阻塞性肺疾病是怎么引起的? 吸烟是导致慢性阻塞性肺疾病的最主要的病因。吸烟开始的年龄越早,吸烟时间越长,每天吸烟量越多,患病率就越高。还有粉尘或化学物质吸入、空气污染、呼吸道感染及遗传等也是慢性阻塞性肺疾病的重要危险因素。

③ 慢性阻塞性肺疾病患者需保持好的心理状态,平时要开心、放轻松,可以听听音乐和广播、看看书、练练瑜伽,多和家里人待在一起也对战胜疾病有帮助。

④ 平时注意保持呼吸道卫生,呼吸道包括口、气管和肺,详细一点说的话,首先要保持第一个地方——“口”的干净卫生:按时刷牙,每天 2～3 次是有帮助的;再来就是把喉咙里的痰要排干净,可以试试先深吸一口气、用力咳嗽、敲敲胸口。

⑤ 营养也很重要。要多吃新鲜绿色蔬菜、水果、精肉、鸡蛋和牛奶。

⑥ 如果觉得慢性阻塞性肺疾病的情况在很短的时间里变严重了(急性加重期),比方说呼吸起来费劲,痰特别多,总是咳嗽,这时应该好好躺着休息一下;如果情况稍微好一点了(稳定期),可以用手扶着床边

或者屋子里的东西慢慢活动,但不能太勉强,要在感觉累之前停下来。

❼ 还有特别重要的是强调氧疗的重要性。出院之后,条件允许要坚持用家庭氧疗机,对于慢性阻塞性肺疾病伴有严重低氧血症(静息血氧饱和度≤88%)的患者每天要氧疗15个小时以上。

❽ 和患者强调呼吸功能锻炼也很重要:缩唇式呼吸(缩着嘴唇呼吸)、腹式呼吸(用肚子呼吸)和有氧锻炼(像游泳、慢跑、跳绳)等。

❾ 慢性阻塞性肺疾病的药要怎么吃、怎么用,务必遵循医嘱。不能乱吃抗生素药,随便用吸入药。

77. 慢性阻塞性肺疾病慢病管理的方法有哪些?

答:根据国际上慢性阻塞性肺疾病诊断、治疗规范,慢性阻塞性肺疾病慢病管理的方法有:医院管理、社区管理和自我管理3种。

❶ 医院管理:

1)首先是对病情的确定诊断,根据诊断标准判断是在急性加重期还是稳定期,并对严重的程度进行分级别(详见第32问),之后选择最好的治疗方案。

A. 对于急性加重期患者,首先要氧疗,如果病情非常严重,生命垂危,先在重症监护室进行治疗,之后的药物治疗包括:①使用支气管扩张剂(能把支气管打开的药);②加用皮质醇药物(是能够使支气管没那么容易变窄的糖皮质激素药物);③对于合并感染的患者使用抗生素;④联用药物(多种药物一起用)。

B. 对于稳定期患者,推荐吸入使用长效的支气管扩张剂。如果长效的支气管扩张剂不太管用时,可以吸入使用糖皮质激素、支气管扩张剂-糖皮质激素的复方制剂或加抗胆碱能药物 3 种一起使用,并且根据病情及时调整用药的方案。

2)其次是肺的康复治疗,包括运动训练、戒烟、营养、体重和患者教育(详见第 76 和 85 问)。

3)再就是并发症的治疗,包括心血管疾病、骨质疏松、焦虑和抑郁、肺癌、感染及糖尿病等。

4)最后还有一些其他的治疗方法,包括氧疗、无创机械通气和肺减容手术。

❷ 社区管理:社区管理就相当于把一些医院管理中的事项放在社区或家里来进行,比方说在家里进行肺的康复训练。

❸ 自我管理:自我管理是非常重要的环节,依赖于有效的患者教育(详见第 76 和 85 问)。内容包括日常管理和急性发作时候的应对计划。

1)日常管理包括慢性阻塞性肺疾病的简单知识、针对呼吸系统的用药、呼吸和咳嗽排痰的技巧、急性发作后该怎么办、健康生活方式的养成、学会调节不好的情绪,以及在家庭里的运动锻炼。

2)急性发作时候的应对计划包括症状的及时发现和发现了应该怎么办,如怎么用支气管扩张剂、糖皮质激素和抗感染药物、与医生联系等。

3)此外,戒烟这方面,除了医院和社区的管理,患者的自我管理更重要。

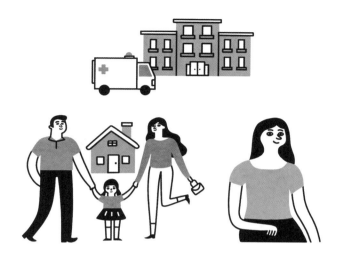

78. 得了慢性阻塞性肺疾病怎么办？

答:得了慢性阻塞性肺疾病不要怕,长期保养是关键,应做到以下 6 点。

❶ 药——遵医嘱,规范服药,切忌随意停药。

❷ 戒——戒烟、戒酒勿轻视。

❸ 暖——注意保暖,预防感冒。

❹ 食——加强营养,健康饮食,增强身体免疫力。

❺ 动——健康锻炼身体棒,凡事都要有个度。

❻ 氧——长期家庭氧疗,身心更舒适。

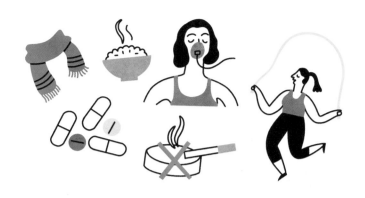

79. 慢性阻塞性肺疾病怎么预防?

答:❶ 最重要、最经济的措施就是戒烟。

❷ 控制职业粉尘的暴露,尽量减少有害气体和有害颗粒的吸入。

❸ 积极从婴幼儿期开始预防,预防呼吸系统疾病的发生,并及时接种疫苗。

❹ 要适当加强锻炼,提高身体素质,增强身体的抵抗能力。

❺ 对于有慢性阻塞性肺疾病高危因素(例如,室内通风不好、燃煤、粉尘暴露、家族呼吸道病史、吸烟等)的人群,需定期进行早期筛查,尽早诊断慢性阻塞性肺疾病,并提供早期干预。

80. 吸烟跟慢性阻塞性肺疾病有关系吗?

答:有关系。目前许多研究表明,吸烟是引起慢性阻塞性肺疾病最重要的因素之一。呼吸道黏膜本身就有保护和抵抗细菌作用。而烟草中的焦油、尼古丁和氢氰酸等有害物质可损伤呼吸道上皮细胞,使纤毛的运动减弱、巨噬细胞的吞噬功能降低,使得支气管黏液腺肥大、杯状细胞增生,黏液分泌增多,致使气道净化和防御能力下降并对结构造成不可逆性损伤;烟草中的有害物质还会导致支气管黏膜充血水肿、黏液积聚、容易并发感染,从而引发肺气肿,导致慢性阻塞性肺疾病的发生。

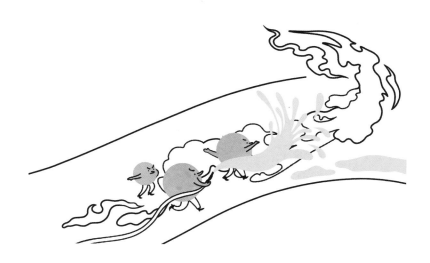

81. 戒烟对慢性阻塞性肺疾病有那么重要吗?

答:很重要! 吸烟是引发慢性阻塞性肺疾病最重要的因素之一。对于未发生慢性阻塞性肺疾病的人来说,戒烟可以预防慢性阻塞性肺疾病的发生。对于慢性阻塞性肺疾病的患者来说,戒烟可以改善气

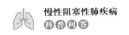
道免疫功能、改善呼吸困难、气促等症状以及患者的肺功能,延缓肺功能下降,一定程度上减缓慢性阻塞性肺疾病的进展,能够提高患者的生活质量。

82. 烟瘾重,有什么推荐的戒烟方式?

答: ❶ 意志戒烟法,首先要有很强的意志力,有坚定戒烟的决心,找到戒烟的意义。每天定个小目标,根据以前每天抽的量逐渐减少。例如,第一天抽 4 支,第二天抽 3 支,逐渐减量,慢慢地就能减轻对香烟的依赖,直到没有想吸烟的欲望。

❷ 扔掉吸烟相关的打火机、烟灰缸和香烟等物品,减少条件反射。

❸ 零食戒烟,准备一些比较磨时间的坚果类食物,如瓜子、核桃、花生等。烟瘾来临时吃这些食物,在剥皮过程中可抵消一些抽烟的冲动,逐渐减少烟瘾。

❹ 喝茶戒烟,当想抽烟时,泡一杯浓淡适宜的养生茶慢慢喝,也能帮助抵消想抽烟的欲望。

❺ 运动戒烟,当你想抽烟时,就出去快跑一圈或者做自己喜欢的运动项目。经过一段时间的运动后,想抽烟的想法就淡化了。

❻ 还可以向专业的医疗机构或者单位寻求一些帮助,全国专业戒烟热线 400 - 808 - 5531,卫生热线 12320。必要时可由专业医疗人员推荐戒烟药物。

83. 不抽烟,为什么还会患慢性阻塞性肺疾病?

答:导致慢性阻塞性肺疾病的因素很多,吸烟是其中之一,此外还有许多风险因素。例如:①吸二手烟,生活中接触他人的香烟烟雾,这等于间接抽烟,会增加患慢性阻塞性肺疾病的风险。②环境因素,家庭厨房的油烟或室外环境、工作场所中,可能吸入粉尘颗粒、有害化学物质,也会增加患慢性阻塞性肺疾病的风险。③患有呼吸道疾病,如反复呼吸道感染、哮喘等,以及气道高反应性,也更容易患慢性阻塞性肺疾病。④遗传因素,α1-抗胰蛋白酶的缺乏与非吸烟者的肺气肿形成有关,加剧了慢性阻塞性肺疾病的发生。⑤年龄也是发展慢性阻塞性肺疾病的一个因素。随着年龄的增长,患慢性阻塞性肺疾病的风险增加,其中 65 岁以上的人处于最高风险。另外,低体质指数、肺生长发育不良也与慢性阻塞性肺疾病有关。所以,不抽烟也可能会患慢性阻塞性肺疾病,各方面都需要小心。

84. 慢性阻塞性肺疾病与空气污染有关系吗?

答:引起慢性阻塞性肺疾病的风险因素有多种,其中空气污染就是其中重要的环境危险因素。空气污染物(包括烟草的烟雾、燃料的烟雾)中的颗粒物质和有害气体物质(二氧化硫、二氧化氮、臭氧和一氧化碳等)对支气管黏膜有刺激和细胞毒性作用,空气中 PM 2.5 的浓度超过 $35 \mu g/m^3$ 时,慢性阻塞性肺疾病的患病危险度明显增加。空

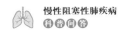
气中二氧化硫的浓度可随着 PM 的升高而升高,且与慢性阻塞性肺疾病急性加重次数呈正相关。某些工作环境有大量粉尘(二氧化硅、煤尘、棉尘和蔗尘等),当这些职业性粉尘的浓度过大或接触时间过久,也可导致慢性阻塞性肺疾病的发生。

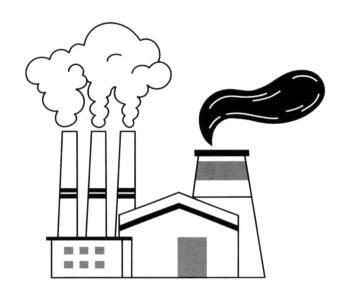

85. 慢性阻塞性肺疾病患者容易疲劳,如何缓解?

答:很多慢性阻塞性肺疾病患者在日常生活中容易出现疲劳,表现为身体的乏力和精神的疲惫,而休息或者睡眠不能完全缓解,且随着身体状况和外界环境的变化而波动。慢性阻塞性肺疾病患者的疲劳不同于一般的疲劳,其疲劳的严重程度明显高于普通人群。但是到目前为止,慢性阻塞性肺疾病患者疲劳产生的机制与变化原因尚不明确。

那么慢性阻塞性肺疾病患者如何缓解这种疲劳呢？可以从以下几个方面做起：

❶ 呼吸康复训练。可以增加运动能力，减少呼吸困难和疲劳，改善情绪和生活质量。

❷ 适宜的运动。在专业人士的指导下进行一定活动量的运动锻炼。

❸ 改善睡眠。可以寻求专科医生的帮助来提高睡眠质量。

❹ 健康饮食，增强营养。

❺ 寻求心理专业人士指导，进行心理干预，减轻其焦虑、抑郁等不良情绪，提高应对疾病的能力。

❻ 可以尝试中医学的运动疗法。

86. 慢性阻塞性肺疾病稳定期患者的注意事项？

答：稳定期症状明显缓解了，患者常常认为自己已经"痊愈了"，然后服药和生活管理各方面都开始松懈，这是一种错误的认知。在稳定期同样需要严格的管理。稳定期的管理目标：一是要减轻当前症状，包括缓解呼吸系统症状、改善运动耐量和健康状况；二是要降低未来风险，包括防止疾病进展、防治急性加重及减少病死率。因此，需要注意以下一些事项。

❶ 戒烟。

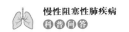

② 控制职业性或环境污染。在条件许可时,避免持续暴露于潜在的刺激物中。有效的通风、无污染炉灶和类似的干预措施有助于减少燃料烟雾暴露。

③ 遵医嘱长期规律用药。

④ 接种疫苗,预防感冒和肺部感染。

⑤ 进行呼吸康复训练。

⑥ 采取健康饮食模式,增强营养。

⑦ 医生建议进行家庭氧疗或无创通气的患者,应严格遵医嘱进行家庭氧疗或家庭无创通气。

87. 慢性阻塞性肺疾病患者可以接种新冠疫苗吗?还需要接种其他疫苗吗?

答: 慢性阻塞性肺疾病患者相对正常人群而言,身体抵抗力更差,更容易受到病毒感染,所以慢性阻塞性肺疾病患者感染新冠病毒的概率远高于正常人群。慢性阻塞性肺疾病患者感染新冠病毒后,其症状相对其他患者更重,发展更快,并且可能会引起慢性阻塞性肺疾病的急性加重,严重威胁患者的生命。

接种新冠疫苗是预防新冠感染的有效措施之一,可有效降低慢性呼吸系统疾病患者感染新冠肺炎后出现重症风险。根据我国发布的《新冠病毒疫苗接种技术指南》,慢性阻塞性肺疾病并不是接种新冠疫苗的禁忌证,故处于疾病稳定期且身体状况良好的慢性阻塞性肺疾病患者应接种新冠疫苗。对于急性发作期,合并喘息加重、急性感染等情况的患者,可以暂缓接种,先积极控制基础病,待病情稳定后再接种新冠疫苗。对疫苗成分过敏或曾发生疫苗接种后过敏的慢性阻塞性肺疾病患者,不建议接种新冠疫苗。慢性阻塞性肺疾病患者可在接种前详细告知医生自己的病史,由医生进行专业评估,判断是否适合接种新冠疫苗。

除了接种新冠疫苗以外,根据我国的慢性阻塞性肺疾病诊疗指南,还应该接种流感疫苗、肺炎疫苗和百白破疫苗。流感疫苗接种可降低慢性阻塞性肺疾病患者的严重程度和病死率。肺炎疫苗的接种可以减少慢性阻塞性肺疾病患者社区获得性肺炎的发病率,并且可

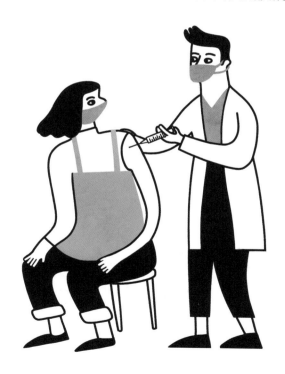

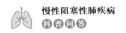

以降低慢性阻塞性肺疾病急性加重。对于从未接种百白破疫苗的慢性阻塞性肺疾病患者，建议补接种，以预防百日咳、白喉和破伤风的发生。

88. 慢性阻塞性肺疾病患者如何选择饮食？

答：据研究报道，稳定期慢性阻塞性肺疾病患者营养不良发生率为10%～48%，并且在中低收入地区，发生率更高。慢性阻塞性肺疾病合并营养不良会影响肺功能，降低与健康相关的生活质量，并增加病情恶化的风险、住院时间和医疗费用。因此，科学的饮食可以改善慢性阻塞性肺疾病患者的营养状况、功能预后和生活质量。

推荐慢性阻塞性肺疾病患者采用健康饮食模式，需要保证充足的蛋白质摄入，增加 $\omega-3$ 脂肪酸、膳食纤维、维生素和矿物质摄入，具体可从这5类食物（蔬菜及豆类，水果，谷类食品，瘦肉和禽肉、鱼、蛋，坚果及豆制品、奶制品）中选择，并按适当的比例进食，同时限制食用饱和脂肪、糖和钠含量高的食物（如深加工食品、外卖食品、红肉）。

特别注意，需要限制加工红肉（如腊肉、香肠、火腿、熏鸡等）摄入，因为加工红肉含大量硝酸盐，会损伤肺组织，增加再入院的风险。

89. 慢性阻塞性肺疾病患者体重保持在什么标准比较好？需要减肥或是增肥吗？

答：建议慢性阻塞性肺疾病患者的体质指数保持在18.5～25.0，体质指数是以体重（千克）除以身高（米）的平方。体重过重或者过轻都是对慢性阻塞性肺疾病患者不利的因素。需要增肥或者减肥还需要对身体进行进一步的评估，患者可以参考一下正常范围，如果体重在一年之间减轻超过 5％或者感觉出现肌肉力量下降、疲劳等不适情况，就需要去医院及时就诊。

90. 慢性阻塞性肺疾病患者可以运动吗？

答:当然可以。适当的运动对于慢性阻塞性肺疾病患者的康复具有

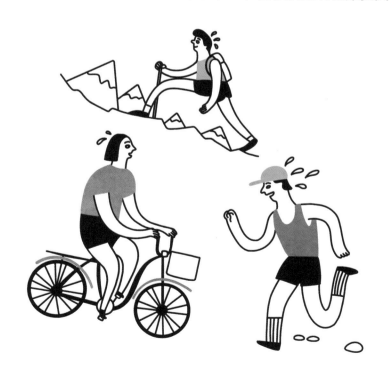

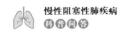

积极的作用,可以增强运动耐力,增加肌肉力量,改善工作、生活质量,提高参与社会活动的能力,还可以减少呼吸困难、缓解疲劳等。

91. 慢性阻塞性肺疾病患者平时有什么注意事项？推荐的运动项目有哪些？

答:❶ 慢性阻塞性肺疾病患者平时需要注意以下几点:

1）避免接触粉尘、烟雾等有害物质,外出戴口罩。

2）戒烟、戒酒。

3）注意保暖,避免受凉、劳累等。

4）在流感季节,避免到人群密集的场所。

5）加强呼吸功能锻炼和运动训练,增强体质。

6）坚持长期规律用药,有条件的可以做家庭氧疗。

7）定期到医院检查肺功能等,避免肺功能进行性下降。

❷ 推荐慢性阻塞性肺疾病患者进行以下运动:

1）走路:可根据个人身体状态调整走路的速度,选择平坦的路面,走路时抬头挺胸,两眼看前方,身体自然伸直。

2）可以练习八段锦、打太极拳等。

3）还可以游泳,打乒乓球、羽毛球和网球等。

4）推荐进行一定的耐力训练及力量训练,如使用拉力器、哑铃等。

❸ 慢性阻塞性肺疾病患者运动时应当注意以下几点:

1）当感觉身体不舒服时,应避免剧烈运动。

2）如果运动计划中断，应从低强度运动重新开始。

3）不要在饱餐后立即开始运动。

4）不要在极冷或者极热的环境下运动，运动前可使用支气管扩张剂。

5）如感到恶心、胸痛、头晕、呼吸困难、过度气喘时，应立即停止运动，尽快向医生寻求帮助。

92. 慢性阻塞性肺疾病患者为什么要进行肺功能锻炼？

肺功能锻炼有助于保持呼吸道通畅、提高呼吸肌功能、促进排痰，改善肺和支气管组织血液循环、加强气体交换，从而改善慢性阻塞性肺疾病患者呼吸困难等症状，提高日常生活活动的耐受力，从而提高生活质量。

93. 慢性阻塞性肺疾病患者如何进行肺部训练？

答：❶ 缩唇呼吸法：采取鼻吸气，收缩口唇呈吹口哨状，呼气并收腹，将胸部稍前倾，缓慢呼气，吸气时间2～3秒，呼吸时间5～6秒，呼气与吸气时间比为2∶1。

❷ 腹式呼吸法：又称膈式呼吸，呼吸时胸部尽量保持不动，吸气时用鼻深吸气，将腹部鼓起，呼气时则缩唇缓慢呼气，腹部尽量回缩。

❸ 人工阻力呼吸训练：准备500毫升以上容量的气球，含住气球

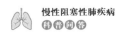

口部,将气体吹进气球,直至气体无法吹出,每次 3～5 分钟,每日 3～
4 次。

④ 呼吸肌力量训练:扩胸运动、提肩运动、转体运动、体侧运动、
哑铃操等活动方式提升肌肉力量。

⑤ 全身运动:全身运动训练可分为卧、立、坐 3 种姿势进行,包括
转身、抬腿、短距离行走、慢跑等;每日 1 次,每次 1 小时。

⑥ 正确有效的咳嗽:坐在稳固的椅子上,身体稍向前倾,深而缓
慢的腹式呼吸数次后深吸气屏气 3～5 秒,从胸腔进行 2～3 次短促
而有力量的咳嗽,可减轻疲劳,减少诱发支气管痉挛。

呼吸肌力量训练

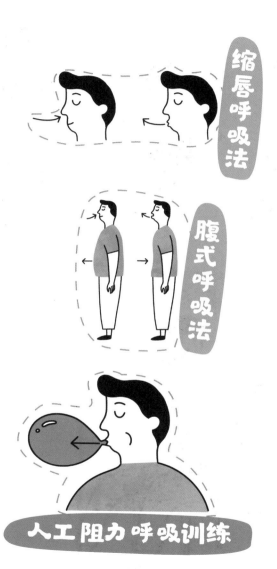

缩唇呼吸法

腹式呼吸法

人工阻力呼吸训练

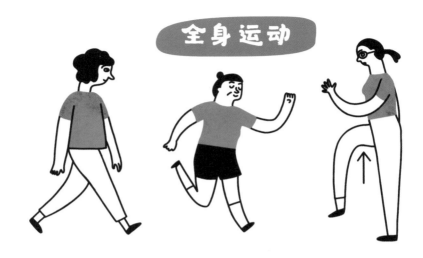

全身运动

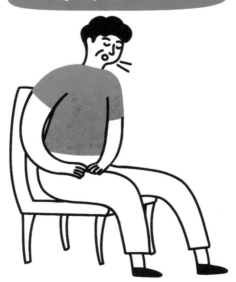

正确有效的咳嗽

94. 缩唇呼吸怎么做?

答:缩唇呼吸一般用于重度慢性阻塞性肺疾病患者的康复训练,就是嘴形类似于吹口哨,小量吸气,呼气时缩着嘴唇长呼一口气。可以先平静状态下练习,熟练后在运动量变大或者激动时也可以利用缩唇呼吸。这种方法可以辅助运动康复,锻炼呼吸肌,适合经常练习。

95. 腹式呼吸怎么做?

答:腹式呼吸,顾名思义就是闭上嘴巴用肚子呼吸。

首先要选择合适的体位:站立时要保证上半身竖直、双肩放松、双脚分开与髋部同宽;坐立时要让上半身直立,双腿弯曲自然下垂,保证小腿与地面垂直,双手放在大腿上,或者平躺在床上,上臂自然伸直。

具体方法记住 4 个字:吸、屏、呼、屏。也就是先闭嘴用鼻子深吸一口气,让肚子鼓起 3~5 秒,然后屏住呼吸 1 秒,再张嘴缓慢呼气,将肚子回缩 3~5 秒,回缩完之后屏住气息 1 秒。

需要注意的是,腹式呼吸最好在空腹或餐后 2 小时进行。如果做腹式呼吸过程中出现头晕、反酸等不适症状,要及时停止。

96. 慢性阻塞性肺疾病患者在家吸氧有什么注意事项?

答:慢性阻塞性肺疾病患者在家吸氧应注意以下事项:

❶ 应在医生指导下进行在家吸氧,不可以自行决定就在家吸氧。在家吸氧的指征包括动脉血气分析提示血氧分压≤55 毫米汞柱,或动脉血氧饱和度≤88%;动脉血氧分压在 55～60 毫米汞柱,或动脉血氧饱和度<89%,适合有肺动脉高压、右心衰竭或红细胞增多症的患者。

❷ 对于符合在家吸氧指征的患者,在家吸氧时间一天应≥15 小时。

❸ 通常用鼻导管吸氧,氧流量不可太高。氧流量一般设定在每分钟 1～2 升,浓度低于 30%。如果吸入高浓度氧,可能会导致呼吸抑制。吸氧的目标是使患者血氧分压达到 60 毫米汞柱以上。

❹ 湿化瓶需注意清洗消毒,湿化水尽量使用无菌用水。

❺ 如果患者在氧疗后,咳嗽、咳痰、气喘等症状未见明显改善,应及时去医院就诊,避免耽误病情。

97. 慢性阻塞性肺疾病会合并其他疾病吗?

答:慢性阻塞性肺疾病患者常常是有很多合并症。

第一个,最常见的是合并心血管疾病,如冠心病或高血压。

第二个,更容易得肺癌。

第三个,可能会出现代谢综合征,就是有时候会出现糖耐量的异常,甚至出现糖尿病。

第四个,患者会产生焦虑,会觉得自己会不会憋死,从而出现焦虑或者抑郁,甚至觉得自己连衣服都穿不了,不中用了,会有这方面的悲观情绪。

其他,还有一些其实是很普遍的,就是骨质疏松。慢性阻塞性肺疾病患者的骨质疏松比一般人会更加严重,部分严重者甚至稍微一动或者稍微一碰,就出现骨折。

另外,也有一些人会出现骨骼肌的萎缩。多数慢性阻塞性肺疾病患者都特别瘦,一方面,是跟慢性阻塞性肺疾病有关系;另一方面,这种患者可能食欲降低,因此热量、营养不够,出现营养不良。

对于慢性阻塞性肺疾病患者,在诊断疾病的时候,还要对这些合并症进行相关的检查。如果合并这些疾病,应该给予及时治疗,尤其是对于肺癌的关注度要比其他疾病更高。所以建议慢性阻塞性肺疾

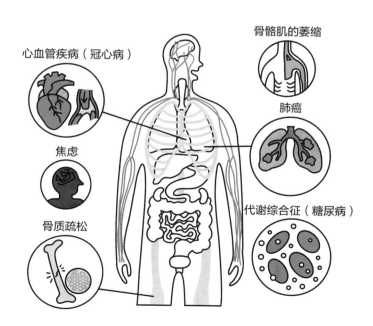

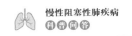
病患者不管有没有症状,每年都要定期检查,进行胸部 CT 检查来排除肺癌的发生。

98. 除了慢性阻塞性肺疾病,患者心脏也不好,怎么办?

答:慢性阻塞性肺疾病患者常常有很多合并症,心血管疾病就是最常见的。慢性阻塞性肺疾病可能会影响心血管疾病,心血管疾病也可能会影响慢性阻塞性肺疾病,因为这两种疾病有很多种共同的风险因素,如吸烟和年龄。因此,要监测及评估慢性阻塞性肺疾病患者心血管疾病的风险和严重程度,对于已经有两种疾病的患者如何开展治疗来改善预后、降低死亡率,是当前临床治疗的重中之重。目前,针对慢性阻塞性肺疾病合并心血管疾病患者,国际权威推荐的方案是按两种疾病各自的规范同时进行治疗,不需要改变治疗策略。

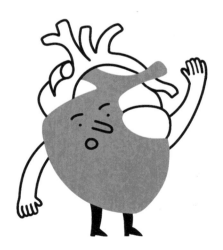

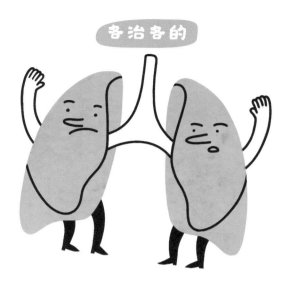

总的来说,如果慢性阻塞性肺疾病合并心血管疾病,不要焦虑,重点监测,积极治疗,定期随访也是非常必要的。

99. 慢性阻塞性肺疾病患者容易得肺癌吗?

答:长期患有慢性阻塞性肺疾病的患者患肺癌的概率确实会大一些。

为什么呢?

因为慢性阻塞性肺疾病与肺癌的发病诱因有密切的关系。但正常情况下,慢性阻塞性肺疾病患者及时获得有效治疗,肺癌发生风险也会降低。

慢性阻塞性肺疾病患者合并恶性肿瘤就像在一个存在火灾风险的商场中发现了定时炸弹,火灾就如慢性阻塞性肺疾病,恶性肿瘤就

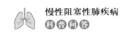
是"定时炸弹",商场的环境就像患者的身体。

这时候"灭火"和摘除"炸弹"都很重要。可以在保证商场环境（患者身体状况）较好的情况下采取有效措施,如疏散周围群众、安全措施做到位等,即适时分阶段地进行慢性阻塞性肺疾病和恶性肿瘤的治疗。

100. 慢性阻塞性肺疾病患者合并焦虑/抑郁怎么办?

答:怎么办? 需要对症治疗!

首先要找到晚上失眠的原因,通常主要是由两种情况引起:①慢性阻塞性肺疾病引起的并发症,如呼吸不规律引起胸闷、低氧血症等。②心理、社会或其他因素,如精神压力大引起焦虑、抑郁等。

找到病因接下来就可以对症治疗了。在睡前不要喝奶茶、浓茶和咖啡等容易兴奋的物质,用温水泡脚,喝热牛奶,不参加剧烈运动等。此外,还可以进行心理疏导,通过肺康复锻炼方法、音乐治疗法、放松训练和打太极拳等改善睡眠。若症状严重,必要时可以结合临床服用镇静催眠类药物。

101. 慢性阻塞性肺疾病合并骨骼肌功能障碍怎么办?

答:首推肢体康复运动!

要怎么进行康复运动呢? 处于病情稳定期的慢性阻塞性肺疾病患者可进行一些有氧运动,比如走路或慢跑等,提高肌肉耐力,缓解呼吸困难、疲劳等症状,同时联合力量对抗训练,如蹲起、举哑铃等,缓解肌肉萎缩、无力等症状。

营养补充也很重要!

处于早期或稳定期的患者搭配康复运动,可以吃一些高蛋白、高维生素的食物,如牛奶、牛肉、鸡胸肉、鸡蛋、西红柿、菠菜等,均衡膳食搭配,保证充足的营养。

还可进行神经肌肉电刺激治疗!

病情严重或处于急性加重期的患者,可以采取神经肌肉电刺激的方式改善骨骼肌耐力。但这种方法效果维持时间比较短,并不能永久缓解肌肉萎缩,而且不适用于安置起搏器、心律失常、关节置换的患者。

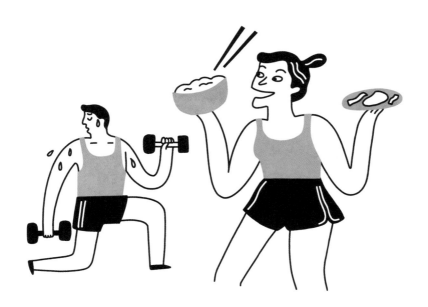

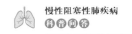
102. 慢性阻塞性肺疾病患者合并骨质疏松症怎么办?

答:两个原则:预防措施要做好,药物治疗不可少!

预防措施:首先,积极控制慢性阻塞性肺疾病急性期症状,防感染,低流量吸氧改善缺氧;同时,尽量控制糖皮质激素用量;而吸烟的患者一定要记得戒烟;最后,要记得合理膳食,多出门晒一晒太阳,参加户外运动,加强锻炼。

药物治疗:一旦确诊合并骨质疏松,要积极服药对症治疗。目前,临床上常用药物有维生素 D、双膦酸盐类药物、钙剂、降钙素及性激素替代疗法等。

103. 慢性阻塞性肺疾病患者合并睡眠呼吸暂停综合征怎么办?

答:"两害相权取其重,两害皆重同治疗!"

若慢性阻塞性肺疾病很轻(轻度)、睡眠呼吸暂停综合征较重(中、重度),要以治疗睡眠呼吸暂停为主,采用无创通气治疗,同时进行慢性阻塞性肺疾病的治疗,并监测、预防慢性阻塞性肺疾病急性加重。

若慢性阻塞性肺疾病较重(中、重度)、睡眠呼吸暂停综合征很轻(轻度),则主要以慢性阻塞性肺疾病治疗为主,降低慢性阻塞性肺疾病急性加重风险、延缓进展、提高生活治疗,若有需要(夜间低氧、呼吸衰竭)可以进行无创通气或氧疗。

若两种症状都较重,就需要加强对两种疾病的联合治疗,保证患者的通气量和供氧需求,预防、减少和治疗合并症。

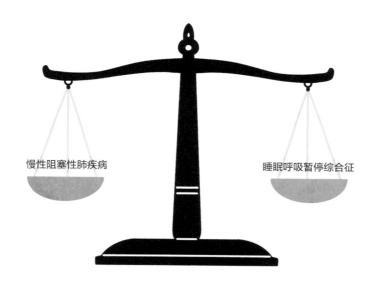

慢性阻塞性肺疾病　　　　　　　睡眠呼吸暂停综合征

104. 慢性阻塞性肺疾病患者合并代谢综合征怎么办?

答:慢性阻塞性肺疾病和代谢综合征均是慢性疾病,两者在一定程度上相互影响,特别是一些不良的生活习惯,如吸烟、不活动的生活方式、高糖及高脂饮食等,都是慢性阻塞性肺疾病患者中代谢综合征高发的原因,并可能使慢性阻塞性肺疾病患者的预后恶化。因此,我们可以从两个方面入手来进行干预。一方面,需要控制相关风险因素,即戒烟、控制体重和尽量避免滥用糖皮质激素类药物。另一方面,针对疾病本身,可以采用相应药物治疗,支气管舒张剂来改善通气,降糖药和胰岛素增敏剂用于治疗糖尿病,降压药用于治疗高血压和控制血脂,同时联合运

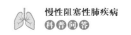

动训练,从而减少心血管疾病的发生率,改善呼吸困难程度及运动能力。

105. 慢性阻塞性肺疾病患者合并糖尿病怎么办?

答:由于慢性阻塞性肺疾病患者以老年群体为主,容易合并各种其他基础疾病。而糖尿病是常见的代谢性疾病,对患者身心健康的损害是双重性的。对于合并糖尿病的老年患者而言,积极控制血糖水平是改善临床预后和生活质量的关键。口服降糖药物是糖尿病治疗的主要手段。需要注意的是,口服降糖药物虽然可以有效控制糖尿病患者的血糖水平,但糖尿病病情比较复杂,还需接受专业医师的健康宣教、膳食调整、运动指导干预措施进行治疗,才能进一步改善病情状况。首先我们需要知道糖尿病是终身疾病,需要持之以恒的治疗,三天打鱼两天晒网容易使疾病进展。其次,民以食为天,饮食也是重要的一个环节,日常饮食应该获取适合自己身高、体重的热量摄入,忌糖类饮食,提倡粗制米、面和杂粮饮食。第三,应该进行有规律的合适运动,并循序渐进和长期坚持。最后,必须进行定期血糖监测,每年1~2次全面复查以了解自身情况,并给予相应治疗。

106. 慢性阻塞性肺疾病患者合并胃食管反流等慢性合并症怎么办?

答:除了对患者行常规对症治疗,如氧疗、服用支气管扩张和抗菌药、营养支持、纠正水及电解质和酸碱紊乱外,还应针对各类慢性合并症进行处理。

如针对胃-食管反流,应服用质子泵抑制剂。该药物可以抑制胃酸分泌,从而控制胃和食管的症状。一般为早餐前服用,服用 2 周后可根据症状有无改善,遵医嘱咐减少或加大剂量。此外,患者个人应杜绝服用影响胃排空延迟类药;饭后杜绝剧烈运动,睡前 2 小时禁食,日间进食完毕时杜绝立即卧床;睡眠时抬高床头 15～20 厘米,加快食管排空,尽量食用易消化类食物,少食多餐,戒烟酒;保持室内安静,降低噪声,以免对心理造成刺激;疼痛发作期采取腹式深呼吸,降低胸腔压力;酌情服用抑酸药和促胃动力药。

107. 慢性阻塞性肺疾病稳定期患者怎么进行随访?

答:可采取电话和门诊随访。电话随访可每个月一次,门诊随访可两个月一次。

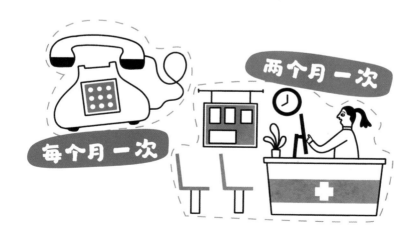

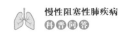

108. 多久去一次医院？多久配一次药？

答：对于慢性阻塞性肺疾病稳定期患者而言，应大约 2 个月去医院进行一次门诊随访，主要目的在于让医生评估患者病情，了解心理健康状况。同时了解患者在家是否成功戒烟，能否熟练掌握慢性阻塞性肺疾病氧疗、康复治疗、呼吸功能训练，是否能够配合进行饮食控制和运动训练，是否保持良好的生活习惯，以及用药是否正确。

目前，根据不同地区的医保政策，慢性阻塞性肺疾病的药物一次处方可配 1～3 个月药量。因此，可 1～3 个月配一次药。

109. 每次去医院，需要看同一个医生吗？

答：如果条件允许，看同一个医生是最好的。因为慢性阻塞性肺疾病

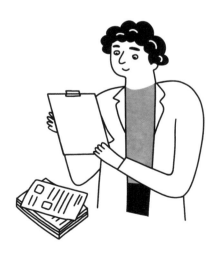

是慢性病，需要经常去医院复查，治疗也需要多次检查评估、调整和再评估，同一个医生对病情了解得会更透彻，治疗会更连贯。但是如果确实条件受限没法找同一位医生，看另一位医生也是没问题的。需要带好病历和全部的检查资料，向医生重新从头到尾详细地叙述一下病情。

110. 慢性阻塞性肺疾病患者怎么进行长期肺功能监测？

答：初次诊断的慢性阻塞性肺疾病患者一般建议 3 个月左右复查肺功能，看肺功能可以改善到什么程度，从而指导后续治疗。长期没有多次频繁急性加重的慢性阻塞性肺疾病患者，建议半年到一年做一次肺功能检查。对于经常发作的患者，根据发作频率，相应缩短做肺功能检查的间隔时间。

111. 慢性阻塞性肺疾病患者怎么进行胸部 CT 的长期随访？

答：如果是吸烟导致的慢性阻塞性肺疾病，建议每年进行低剂量胸部 CT 扫描随访，如果不是吸烟导致的慢性阻塞性肺疾病，不建议每年进行低剂量胸部 CT 扫描随访。

112. 做了胸片或胸部 CT，对备孕有影响吗？

答：先看表 3 和表 4：

表 3　胸部放射学检查胎儿辐射剂量

检查类型	胎儿剂量（毫戈瑞）
胸片（正、侧位）	0.0005～0.01
胸部 CT	0.01～0.66

表4　辐射危害与孕周及辐射剂量的关系

孕周（周）	对胎儿的影响	估计阈值范围（毫戈瑞）
0～4	胚胎死亡或无影响（全或无）	50～100
5～8	先天异常（骨骼、眼、生殖器） 生长受限	200 200～250
8～15	重度智力障碍（高风险） 智力缺陷 小头畸形	60～310 每1000毫戈瑞使智力降低25 200
16～25	重度智力障碍（低风险）	250～280

　　从表4可见，在0～4孕周，辐射对胚胎的影响是"全或无"，也就是说，要么胚胎啥事都没有，要么胚胎就直接死亡了。如果胸部X线片或者CT是在孕4周内拍的话，假如顺利怀孕了，就不用担心宝宝的安全。从表3和表4可以看到，绝大多数情况下，宝宝受到的辐射剂量都比危害剂量小，并不会对胎儿产生太大的影响。因此，备孕或孕期做放射性检查并不意味着要流产，辐射剂量超过100时才建议终止妊娠。所以正在备孕的女性或者孕妈们都不用太担心这个问题。

113. 慢性阻塞性肺疾病患者需要每年都做胸部CT检查吗？胸部CT辐射会致癌吗？

答：根据肺癌的风险决定。肺癌是慢性阻塞性肺疾病常见的合并症和主要死因。胸部 CT 检查可以用于筛查出合并肺癌的慢性阻塞性肺疾病患者。对于由吸烟导致的慢性阻塞性肺疾病患者（20 包/年吸烟史且目前吸烟或戒烟时间<15 年的 50～80 岁成年人）建议每年行低剂量胸部 CT 筛查。对于非吸烟导致的慢性阻塞性肺疾病患者，不建议每年进行低剂量胸部 CT 检查。正常人一生中得癌症的概率约为 20%，而 CT 检查的辐射剂量达到 10 毫西弗，才会提升 0.05%的致癌风险，对于符合低剂量 CT 扫描筛查条件的患者引发癌症的概率非常低。

114. 慢性阻塞性肺疾病稳定期患者有什么注意事项？

答：必须要内外兼治。

打铁还需自身硬，提升患者自我抵抗力很重要。在慢性阻塞性肺疾病缓解期，改善患者的营养状态，适当进行呼吸锻炼（腹式呼吸、缩唇呼吸）及体育锻炼（慢速步行、登楼梯、骑脚踏车等全身运动）提高机体免疫力，加强疾病认知，建设强大内心，增强内在的防御能力，自身强大了，慢性阻塞性肺疾病就攻击不了。

还要控制好外部诱发因素：戒烟是最主要、最关键性的措施，无论何时何地，勿动自己想要拿烟的小手；还要远离粉尘、化学品与大气污染，不在春花浪漫时和 PM2.5 超标时进行户外活动；定期接种流感及肺炎疫苗，做好御寒保暖工作，尽可能地预防、减少呼吸道感染。

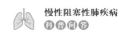
115. 什么是慢性阻塞性肺疾病急性加重?

答:慢性阻塞性肺疾病急性加重是指呼吸症状急速恶化,导致需要额外的治疗。也就是说咳、痰、喘等呼吸道症状突然加重,超过患者的日常承受能力,并且必须得改变平时的药物治疗方案,需要加用药物或者住院治疗才能控制得住。

116. 慢性阻塞性肺疾病急性加重的表现是什么?

答:表现分为呼吸道症状加重和/或出现全身表现。

呼吸道症状加重:气促加重,咳嗽加剧,咳痰量增多或者痰液性状改变(黏度改变、颜色发黄),也就是咳、痰、喘这老三样儿改变了,

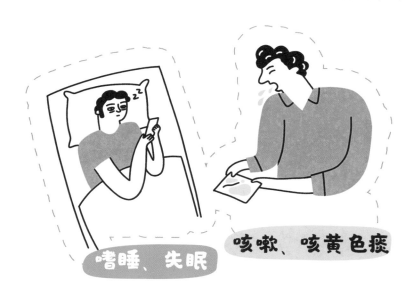

嗜睡、失眠

咳嗽、咳黄色痰

自己比平时难受了。

全身症状：常出现提示感染的发热，也可出现全身不适、失眠、嗜睡、疲乏、抑郁和意识不清等症状。

117. 怎么预防慢性阻塞性肺疾病患者病情进展？

答：要想控制慢性阻塞性肺疾病急性加重就要注意"防患于未然"，把慢性阻塞性肺疾病的急性加重控制在萌芽状态。

预防措施通常有：①戒烟，任何时候戒烟，患者都会从中受益；②接种流感和肺炎疫苗、预防感冒及感染；③应用常规药物改善症状，如吸入长效支气管扩张剂或联合吸入糖皮质激素、使用磷酸二酯酶-4抑制剂；④肺康复训练及家庭氧疗。

118. 冬天怎么预防慢性阻塞性肺疾病急性加重？

答：冬天更要管好嘴巴，戒好烟，吃好药；保持良好的生活习惯，注意规律作息、做好保暖御寒工作，并定期接种流感和肺炎疫苗，预防感冒及肺部感染；还需要坚持呼吸训练，例如腹式呼吸运动训练及缩唇呼吸运动训练。在日常生活中，坚持进行低流量吸氧。除此之外，还要多了解、学习慢性阻塞性肺疾病相关知识，和慢性阻塞性肺疾病打长期战、持久战，相信熬过严冬，春天更灿烂。

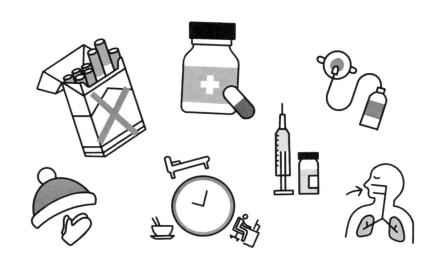

119. 慢性阻塞性肺疾病患者急性加重容易死亡吗?

答:首先来举个例子,慢性阻塞性肺疾病患者的肺功能就像拥堵的公路,急性发作就如路面塌陷这类突发情况,路况短时间变得非常恶劣,甚至导致整个交通系统瘫痪。这个时候,患者的肺功能急剧下降,影响肺的通气、换气,导致全身各个系统都受到拖累。因此,急性加重期是把拥堵的公路进一步加重拥堵,整个呼吸通路会瘫痪,当然容易死亡了。慢性阻塞性肺疾病俨然已成为"人类健康第三号杀手",仅次于心血管疾病和肿瘤。这可不是危言耸听,更令人担忧的是,每年我国因慢性阻塞性肺疾病死亡的人数超100万,占全球1/3,平均每分钟死亡2.5人。

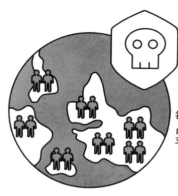

每年死亡人数超过100万
占全球1/3
平均每分钟死亡2.5人

120. 慢性阻塞性肺疾病患者出现什么情况,需要及时去门诊就诊,不要拖延呢?

答:慢性阻塞性肺疾病患者一般自己居家治疗、调理,是可以维持正常生活的。但如果出现心跳明显加快、自己感觉到呼吸很费力需要大口大口地喘气、身上没劲儿、什么都不想干,笼统地说,就是稍微活动就明显感到累、难受,就要抓紧去医院看医生了。又比如突然止不住地咳嗽、痰很多甚至很浓或者咳黄色的痰,或者该睡的时候不睡、该醒的时候不醒,这也需要看医生了。总结:心神不宁、"喘""流"不息,就是"咳"不容缓了,要立刻就医。

121. 慢性阻塞性肺疾病什么情况下需要打"120"或者去急诊?

答:这个问题非常好!希望大家都可以重视这个问题。居家治疗的

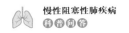

时候,如果突然出现胸口疼痛、心跳得很快难以忍受,甚至需要大口喘气,平时用量的支气管扩张剂用了没有效果,精神状态恍惚,短时间里就意识不清,开始胡言乱语,甚至睡着了就叫不醒了,这样的情况就说明非常危险了,身边的人需要警惕,千万不能怠慢,及时拨打"120"或者自行前往急诊科就医。

注意!胸口疼、说胡话、大喘气、打电话。

122. 慢性阻塞性肺疾病急性加重患者怎么进行出院后的访视?

答:慢性阻塞性肺疾病患者出院并不代表就没有事了,慢性病很难缠,后续的调养也要听医生的话,通常 3 个月去门诊随访 1 次,及时和医生沟通,商量需不需要调整治疗方案。平时还需要像在医院时一样,规律吃药,规律饮食,严格听医生的话。慢性阻塞性肺疾病患者痰多容易喘息,在饮食上要格外注意,不可以贪嘴,忌油腻、辛辣刺激性的食物;还要多喝水,多吃些新鲜的蔬菜和水果,这样有利于清肺祛痰;平时也需要勤通风,同时注意预防感冒,尽量避免疾病急性发作。

忌辛辣、准服药,

多喝水、果蔬好,

勤通风、防感冒,

预防发作要记牢。

123. 晚期慢性阻塞性肺疾病患者如何提高生活质量?

答:慢性阻塞性肺疾病不能完全治好、彻底除根儿,也不像有些疾病如胆结石或者阑尾炎是一场"攻坚战"。慢性阻塞性肺疾病的防治是一场"持久战",更不可大意,否则前功尽弃。晚期患者一定要严格听医生的话,遵医嘱服用药物,如抗生素、支气管舒张药和祛痰药,注意观察疗效及不良反应,除此之外,还要注意自己有效咳痰、他人协助排痰。外出溜达可以带个小型氧气筒,长期卧床的话应坚持长期吸氧,晚上睡觉可以多垫几个枕头。此外,适当做一些康复运动是可以改善生活质量的;远离那些感冒、发热的人,不要被他们传染,如果诱发了急性发作,后果将不堪设想。

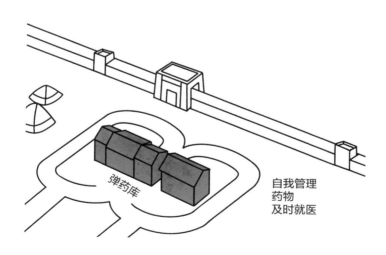

弹药库

自我管理
药物
及时就医

主要参考文献

1. 范丽,刘士远.加快推动胸部 CT 在慢性阻塞性肺疾病早筛早诊中的研究与应用[J].中华放射学杂志,2023,57(10):1039-1041.

2. 徐秀娟,成姣阳,彭纯林.肺康复治疗对稳定期 COPD 患者肺功能及生存质量的影响[J].国际医药卫生导报,2022,28(16):2279-2282.

3. 中华医学会呼吸病学分会慢性阻塞性肺疾病学组,中国医师协会呼吸医师分会慢性阻塞性肺疾病工作委员会.慢性阻塞性肺疾病诊治指南(2021 年修订版)[J].中华结核和呼吸杂志,2021,44(03):170-205.

4. 中华医学会,中华医学会杂志社,中华医学会全科医学分会,等.中国慢性阻塞性肺疾病基层诊疗与管理指南(2024 年)[J].中华全科医师杂志,2024,23(06):578-602.

5. CHRISTENSON S A, SMITH B M, BAFADHEL M, et al. Chronic obstructive pulmonary disease[J]. Lancet, 2022, 399 (10342):2227-2242.

6. Global initiative for chronic obstructive lung disease. Global strategy for the diagnosis, management, and prevention of chronic obstructive pulmonary disease[R/OL].[2024-07-10]. https://goldcopd.org/wp-content/uploads/2024/02/GOLD-

2024_v1. 2 – 11Jan24_WMV. pdf

7. VOGELMEIER C F, CRINER G J, MARTINEZ F J, et al. Global Strategy for the Diagnosis, Management, and Prevention of Chronic Obstructive Lung Disease 2017 Report. GOLD Executive Summary[J]. Am J Resp Crit Care Med, 2017, 195 (5):557 – 582.

8. WANG C ,XU J ,YANG L, et al. Prevalence and risk factors of chronic obstructive pulmonary disease in China（the China Pulmonary Health ［CPH］study）: a national cross-sectional study[J]. Lancet, 391(10131):1706 – 1717.

图书在版编目(CIP)数据

慢性阻塞性肺疾病科普问答/范丽主编. —上海:复旦大学出版社,2024.7
(胸部重大慢病科普丛书)
ISBN 978-7-309-16984-3

Ⅰ.①慢… Ⅱ.①范… Ⅲ.①慢性病-阻塞性肺疾病-防治-问题解答 Ⅳ.①R563.9

中国国家版本馆 CIP 数据核字(2023)第 172258 号

慢性阻塞性肺疾病科普问答
范 丽 主编
责任编辑/王 瀛

复旦大学出版社有限公司出版发行
上海市国权路 579 号 邮编:200433
网址:fupnet@ fudanpress. com http://www. fudanpress. com
门市零售:86-21-65102580 团体订购:86-21-65104505
出版部电话:86-21-65642845
上海丽佳制版印刷有限公司

开本 890 毫米×1240 毫米 1/32 印张 3.75 字数 84 千字
2024 年 7 月第 1 版
2024 年 7 月第 1 版第 1 次印刷

ISBN 978-7-309-16984-3/R · 2054
定价:68.00 元